De la bonne éducation

Daniel Nguyen

http://www.amazon.fr/Daniel-Nguyen/e/B00CHIN2SK

https://www.facebook.com/danielnguyenauteur

Introduction : mon initiation

« Un jour, tu seras un bon Maître ! ».

J'avais vingt-quatre ans, elle trente-neuf, et elle me sortit cette phrase juste après un orgasme plus violent qu'à l'accoutumée, une première fois, puis une deuxième et une troisième, jusqu'à ce que cela devienne presque une habitude, en me quittant au petit matin, après la douche et le coït du réveil, pour rejoindre sa voiture déglinguée et parcourir les deux cents kilomètres qui la séparaient de son environnement quotidien.

J'avais été la voir une fois chez elle, une véritable expédition pour moi qui ne dépasse le périphérique que pour prendre l'avion. Elle résidait en Champagne. Fruit de l'inexpérience, j'avais pris avec moi une bouteille de Cordon Rouge. Déjà à l'époque, j'aimais le champagne et il avait une dimension festive de partage pour moi. Le ridicule de la situation la fit rire, quand elle m'embrassa sur le quai de la gare, perdue au milieu des champs, et que je lui tendis fièrement la bouteille dans sa boite en carton. J'étais tendu, très tendu, impressionné par cette vraie femme, féminine, à la mise provinciale, consciente de sa séduction, assumée dans son corps et ses envies de couguar, osant montrer son décolleté sans vergogne dans sa robe d'été, légère et bien moulante, ses jambes nues et la cambrure de son coup de pied dans ses escarpins noirs. Elle était au courant pour les deux autres, l'une de vingt, l'autre de vingt-quatre. J'expérimentais le rapport entre âge et maturité sexuelle, avec cet appétit d'apprendre sans me poser de question, sans aucun engagement sentimental et encore moins de culpabilité : les trois savaient que les deux autres existaient, quand je les voyais, ce que je faisais avec chacune d'elle. J'avais un rapport différent avec chacune. Autant que possible, je les voyais chaque semaine, chez moi, me préservant un jour de repos entre chaque nouvelle rencontre.

Florence était la plus âgée, une vieille pour moi à l'époque, une vraie femme avec des enfants, un ex-mari, un boulot stable, un pavillon avec jardin, aimant les dessous pour elle et non un homme, quand elle en mettait. Elle était littéraire et souvent, elle ouvrait son livre, nue sur le ventre, alors que nous allions ou venions de faire l'amour. C'est avec elle, à sa demande, que j'ai réalisé mes premières photos de nu, pour les envoyer à une autre, curieuse de savoir à quoi ressemblait la concurrence. Toutes savaient, mais j'avais fait attention à ce qu'elles ne se croisent jamais. J'avais beau, comme beaucoup d'hommes, fantasmer sur le trio féminin, j'avais considéré que cette configuration était la meilleure pour ne pas risquer de les perdre toutes les trois, d'un seul coup. Jusque-là, j'étais le roi, le coq de la basse-cour, j'avais une maîtrise totale de mes rapports avec chacune et des échanges qu'elles pouvaient entretenir entre elles, à mon sujet. Du moins, le pensais-je à l'époque. Parfois, il y avait une quatrième de passage, mais cela restait anecdotique, en dehors de cette expérience à proprement parler. Il y eut une Finlandaise délurée, sexuellement très libérée, et une commerciale d'un groupe de luxe qui se prenait pour une reine de beauté.

Ce qu'elles semblaient toutes apprécier, c'était ma disponibilité, mon corps doux et musclé, ma manière de les recevoir en y mettant les formes, mon faible besoin de sommeil et ma voix au téléphone. Il y avait même une employée des Télécoms qui avait pris l'habitude de m'appeler tous les matins, uniquement pour m'entendre au réveil. Elle rêvait que je devienne son gendre un jour. Cela me faisait rire, ne voyant pas en quoi ma voix était spéciale, tout comme ma manière de faire l'amour. J'avais l'impression d'être un éjaculateur précoce. Alors, j'avais mis au point une technique originale : le coït lent, comme un massage, afin de me retenir le plus longtemps possible en elles et de ne pas les frustrer en venant plus vite qu'elles. Au début, cela les avait toutes surprises, puis, à force, elles y avaient pris goût et arrivaient même à jouir avant que j'accélère mes va-et-vient. J'avais conçu cela comme un kata. J'avais beaucoup pratiqué les arts martiaux et m'en inspirais déjà dans mes recherches et mes pratiques sexuelles.

Florence était la plus expérimentée des trois et se définissait comme « soumise ». Ce terme m'avait interloqué, la première fois qu'elle l'avait employé devant moi et, en toute naïveté, je lui avais demandée de m'expliquer avec force exemples concrets, pour que je comprenne bien. Sans la moindre gène, elle m'avait décrit ce qu'elle faisait avec les autres. Les yeux bandés, entravée, l'un la laissait des heures enfermée dans une cage peinte en blanc, où elle ne pouvait tenir qu'à quatre pattes. Un autre la fouettait régulièrement, puis la prenait par derrière, alors qu'elle avait poignets et chevilles attachés à des anneaux solidement ancrés dans le mur auquel elle faisait face. Elle n'était pas impressionnée par les lames de couteaux ou de scalpels. Elle en voyait bien d'autres dans son métier d'éducatrice spécialisée. Je n'avais aucune tentation pour ces pratiques qui me ressemblaient plus à du théâtre, qu'à des rapports sexuels épanouissants pour moi. Je lui avais dit. Et pourtant, elle me confirma bien qu'avec moi, elle était encore plus soumise qu'avec les autres, et qu'elle adorait venir me rendre visite une nuit blanche, tous les quinze jours, alors qu'elle n'avait pas ses enfants avec elle, malgré les deux heures de route après sa journée de boulot. J'avais mis cela sur le compte de mon jeune âge, de mon endurance, de ma peau inhabituellement douce, et de nos discussions sur la littérature, durant nos après, avant qu'elle ouvre son bouquin. Elle n'était pas la plus jolie, mais qu'est-ce qu'elle suçait bien, léchant avidement mon sperme sur mon ventre, quand elle en avait laissé couler de sa bouche, ou le laissant sécher sur le sien.

Mais ce jour-là, je n'étais plus sur mon terrain, dans mon antre à moi, j'arrivais sur son territoire. Dans sa voiture, alors qu'elle conduisait et que j'avais beaucoup de mal à me détendre et alimenter la conversation, je posais ma main sur la sienne, sur le levier de vitesses, puis, sur sa cuisse nue, remontant lentement jusqu'à sa culotte de dentelle, sans quitter la route des yeux, comme si de rien n'était. Florence était trempée, le clitoris bien enflé, et cela m'excita. Elle n'eut pas à demander. Mes doigts prirent la mesure de son excitation, alors qu'elle était en cinquième sur l'autoroute. Plus tard, elle me confia que si je n'avais pas fait cela, à ce moment-là, elle aurait fait demi-tour et m'aurait ramené à la gare sans plus de cérémonial. C'eut été bien dommage pour nous deux.

Elle habitait une maison neuve, isolée au bout d'un ensemble pavillonnaire. Je n'avais jamais pris en compte le fait qu'elle était mère de famille. Les agrès dans le jardin, puis la chambre des enfants, quand elle me fit le tour du propriétaire, me le rappelèrent sans ambiguïté. Et là, c'est moi qui eut une furieuse envie de prendre mes jambes à mon cou, mais j'étais coincé, perdu au milieu de rien, sans moyen de locomotion, ma bouteille de champagne au frigo, la nuit tombante, à l'orée d'une forêt noire qui devait effrayer plus d'un enfant du lotissement. D'ailleurs, ce dernier semblait curieusement silencieux, comme déserté par ses occupants. C'était une ambiance à la Stephen King et rien que pour cela, ma curiosité me poussa à rester et j'eus raison. Florence savait très bien réveiller ma bête et faire tomber mes tabous et ma retenue polie, fruit de mon éducation.

Très habilement, elle me proposa de prendre l'apéro dans le jardin. Son champagne nous y attendait déjà, au frais dans un sceau rempli de glace, une serviette blanche autour du cou, installé sur une petite table en bois devant la balançoire pour adultes et le ciel embrasé de roses et d'ocres multiples de fin de journée d'été. En chemin, elle fit tomber sa robe sur le gazon et je ne pus résister à l'envie de palper ses fesses mises en valeur par sa démarche chaloupée, perchée ses talons. Comme si elle avait lu dans mes pensées de jeune loup inexpérimenté, c'est elle qui me déshabilla, prenant tout son temps, laissant trainer ses mains, puis m'installa sur la balançoire en prenant soin d'y déposer une serviette éponge. Je fis sauter le bouchon de champagne et elle me servit, à genoux devant moi, éclairée à la lumière de deux torches de bambou. La voir ainsi, à mes pieds, nue et en escarpins, la cambrure exagéré, les yeux brillants, ses longs cheveux noués par un foulard de soie, les seins gonflés et les tétons pointés, m'excitait grandement et je ne cherchais pas à lui cacher, bien que restant sagement assis sur la balançoire, la pointe des pieds sur une seconde serviette éponge, toute fraîche celle-ci. Florence avait peaufiné le moindre détail. J'appréciais cette préméditation et le mal qu'elle avait pris à concevoir cette mise en scène.

Tout coula de source cette nuit-là, comme le luxe qui consiste plus en l'évidence et l'anticipation, que dans le clinquant des dorures. Florence fut à mon service, au sévisse de nos envies, de nos extases multiples, bien au delà de la performance. Ainsi, nous dégustâmes et appréciâmes d'abord le vin de champagne, servi à température idéale, dans cette disposition que d'autres auraient sans doute jugé incongrue, voire même ridicule, alors que la regarder ainsi, à genoux, à mes pieds, porter sa flûte à ses lèvres en me regardant me dresser pour elle, sans céder à la tentation, me faisait bander en toute innocence. Cette délicieuse attente était nécessaire et cultivait notre désir de ce qui allait se passer après, juste après.

Quand mes premières gouttes de mouille, qu'elle guettait, firent leur apparition sur mon méat, elle déposa mon verre sur la petite table et m'invita à empoigner les cordes de la balançoire. Elle commença par laper mon gland, toute langue dehors, alors que la nuit était tout juste tombée derrière la masse noire de la forêt. Ses cheveux avaient des reflets dorés sous la lumière dansante des torches. Je l'observais calmement. Ses coups de langue de plus en plus appuyés me faisaient mouiller encore plus abondamment et elle commença à couiner comme pour implorer. J'attendis encore, jouissant de sa frustration et de ses gémissements de plus en plus rapprochés et prégnants. Puis, n'y tenant plus moi-même, malgré la flûte que je venais de vider pour me distraire de mon objet, je lui ordonnais : « Suce maintenant, ma chienne ! ».

Je n'eus pas besoin de répéter. Sa bouche toute entière engloutit goulûment mon membre pourtant très en forme. Sa langue s'égara sur mes bourses et mon oeillet. La fougue de l'impatience passée, elle reprit une gorgée de champagne qu'elle garda en bouche et me dégusta, avalant très lentement. Mes mains crispées sur les cordes rugueuses, mes abdominaux tendus, la balançoire suivait ses mouvements réglés sur les rafales de vent, qui se perdaient dans les feuillages. Un bel orage de juillet s'approchait inéluctablement. Les écarts entre les éclairs et les coups de tonnerre se réduisaient, à mesure qu'elle me faisait monter irrésistiblement. Le massage, qu'elle pratiqua sur ma prostate avec son index enduit de sa salive abondante, eut raison de mes dernières résistances. Mes genoux serrés autour de ses épaules, essayant de stabiliser cette balançoire tant bien que mal, je me déversai tout au fond de sa gorge déployée, ses lèvres hermétiquement soudées à mon phallus et son doigt redoublant d'efforts en ondulations diaboliques. Accompagné d'un bruit de tonnerre menaçant, mon cri résonna dans toute la forêt. Ses yeux brillaient d'un éclat pervers qui me rendait animal.

L'orage approchant, je crus à tord, que l'épisode de la balançoire était terminé. Ce n'était qu'un amuse-bouche, annonçant un repas gastronomique digne d'un trois étoiles au Michelin. Elle nous servit une seconde coupe, me montrant ostensiblement mon sperme sur sa langue et au bord de ses lèvres. J'adorais ce regard bestial qu'elle me lançait et visiblement, le mien n'était pas plus civilisé. Les rafales de vent faisaient bruisser les feuilles des arbres avec de plus en plus de violence. La pleine lune fit son apparition entre les nuages aux formes généreuses et inquiétantes. Toute cette tension électrique dans l'air ne tarda pas à raviver les ardeurs de ma bête. Elle dénoua mes cheveux longs, y perdit ses doigts, massa ma nuque tendue, mon dos en m'offrant un baiser tout aussi électrique, mes fesses nues. A mon tour de prendre la main.

J'observais par transparence qu'il nous restait un peu moins d'une demi-bouteille. Prenant la précaution de l'éloigner en lui caressant le visage de la main, je la relevais et l'invitais à prendre ma place. Je la déchaussai en posant un genou à terre, positionnai ses doigts autour des cordes de la balançoire, écartai ses genoux. Puis, avec la serviette blanche qui entourait la bouteille, je confectionnai devant elle un bâillon que j'attachai solidement derrière sa nuque, ses dents plantées dans la tissu. Je libérai ses longs cheveux bouclés du foulard de soie, qui les avait maintenus jusqu'ici. Je m'en servis pour lui bander les yeux. Malgré le bâillon, je pouvais déceler sa satisfaction de mon initiative à un large sourire, accompagné d'une certaine appréhension de ce qui l'attendait. Je n'avais rien prémédité, mais je voulais faire honneur à la délicieuse mise en bouche, dont elle venait de m'honorer, et passer à une entrée de mon cru. A priori, je fus à la hauteur de ses attentes.

M'inspirant de son propre scénario, je pris une bonne gorgée de vin de champagne au goulot, embrassai ses seins en laissant volontairement couler le liquide sur sa peau, le poursuivant de ma langue sur son ventre, puis son entrecuisse déjà bien humide et à la vulve dégagée de tout poil. Elle était si lisse que le liquide ne s'y attardait pas et que je dus le poursuivre entre ses fesses. Ma langue ne put résister à la tentation de son oeillet particulièrement réceptif à mes investigations. Son bassin commença à se balancer, ses avant-bras se calant bien dans les cordes en deux arabesques, dont elle conserva les traces jusqu'au lendemain. Reprenant une bonne lampée du divin liquide régional, je lui insufflais dans son antre pour mieux le boire lorsqu'elle l'expulsait, en profitant pour exciter son papillon avec ma langue et mes lèvres. Je continuais le manège de la dégustation et des bulles jusqu'à ce que la bouteille fut vidée, adjoignant mes doigts, un, puis rapidement deux, puis trois, m'attardant sur son point G qui enflait et se contractait. A intervalles de plus en plus rapprochés, les éclairs illuminaient ses cheveux, ses seins bombés, ses tétons en demande, que je pinçais fortement à plusieurs reprises de ma main libre. Ses cris et supplications se perdaient dans les feuillages agités par les bourrasques de vent à la violence croissante.

Elle ruissela bien avant la pluie qui nous tombe dessus. D'abord, je m'en abreuvai et lui fis goûter à son jus en l'embrassant à pleine bouche. Puis, je commençais à récolter ses jets dans la bouteille vide, avant de la travailler avec l'objet qui reprenait sa fonction originelle de contenant. Plus je l'enfonçais en elle et plus sa fontaine giclait abondamment et violemment, à croire qu'elle suivait le rythme du tonnerre qui grondait de plus en plus fort et se rapprochait dangereusement. Sous ces flashs, Florence faisait figure de déesse ou de sorcière, je ne saurais le dire exactement en fonction de ses rictus. Ses afflux me rendaient fou et je ne tardai pas à perdre ma maîtrise. Je me relevai promptement et la pris comme ça, sur la balançoire, ses jambes entourant mes reins, ses bras prisonniers des cordes de la balançoire, qui s'agitait au rythme de mes coups de boutoir.

Sur le point de venir en elle, je sortis d'un coup, elle poussant un cri de frustration, suivi d'un coup de tonnerre plus violent que les précédents. Je la fis basculer, tourner sur elle-même sur la pointe des pieds, ne faisant aucun cas de la planche de bois qui aurait dû nous entraver, enfonçai le goulot de la bouteille dans son anus, y déversai le contenu jusqu'à la dernière goutte. Elle était prête et en furieuse demande que je la remplisse autrement, avec du solide. Quand mon sexe raide la prit par la porte dérobée, les premières giboulées nous assaillirent. C'était une pure danse de Saba à laquelle nous nous adonnions. Les torches, noyées par les trombes d'eau, s'éteignirent rapidement, seuls les éclairs nous donnant à voir nos ombres par saccades. Nous n'étions plus que bêtes en étreinte folle, mes doigts accrochés à son cou d'un côté et son téton que je torturais de l'autre, n'épargnant pas son épaule de mes morsures. Quand je vins en elle, à court d'air, elle suffoqua dans son bâillon, que j'eus la présence d'esprit de dénouer avec mes dents. Quand ses cris se libérèrent, je la mordis au sang dans le dos, déchargeant entre ses fesses sous la lumière stroboscopique des éclairs. Sous le déluge de vent, d'éclairs et d'eau, nous restâmes figés ainsi, soutenus par les cordes de la balançoire auxquels ses avant-bras restaient accrochés. Quand je la libérai enfin, je réalisai qu'elle avait la trace de mes doigts imprimée sur son cou. Les giboulées fouettant nos corps, nous reprîmes peu à peu conscience. Je lui retirai le bandeau. Ses yeux étaient chargés de larmes, non pas celles de la douleur ou de la tristesse, mais bien celles de l'intensité de la pure émotion, de l'harmonie universelle. Libérée de ses liens, elle tomba dans mes bras, et sous la pluie battante, je la portai et l'installai dans son lit, la séchai, puis me lovai contre elle.

Toute la nuit, les orages se succédèrent, nous réveillant par intermittence, pour de violentes chevauchées, dont les cris étaient à peine couverts par les coups de tonnerre. La lumière de la lune emplissait sa chambre à travers la grande baie vitrée donnant sur le jardin, nous offrant des jeux d'ombres surréalistes et presque sataniques. Nous ouvrîmes la seconde bouteille de champagne, lors d'une pause casse-croûte vers 2h du matin. Le lendemain matin, elle me ramena à la gare. Nous fumes tentés de faire l'amour dans sa voiture sur le parking, mais des enfants jouant à la balle nous en dissuadèrent. Dans l'inter-cités, installé dans un bloc à quatre, j'affrontais les regards narquois de trois commères avant de m'endormir contre la vitre, mon billet ostensiblement placé sur ma tablette. A la Gare de l'Est, ce fut un contrôleur qui m'invita à quitter la voiture, vide de tout occupant. La semaine suivante, nous reprîmes nos habitudes. Ce fut elle qui vint chez moi. Mais les choses avaient changé. Je me mis à la prendre en photo, avant, pendant et après nos étreintes, à élaborer des scénarios avant ses visites, dont je lui faisais part plusieurs jours avant. J'achetais mes premières cordes en chanvre et peaufinais mes noeuds de voile sur elle, à défaut d'installer une balançoire dans mon petit studio parisien. Je commençais à détourner de plus en plus d'objets du quotidien pour nos jeux intimes et elle m'y encouragea. Elle m'apprit les subtilités de la fessée, pratique avec laquelle je renouerai bien des années plus tard.

Il y a peu de temps, j'ai relu le Kamasutra et découvert que cette mise en scène y figure presque point par point. Florence était une femme de bonne culture et de très bonne éducation. Elle m'a enseigné bien plus que je ne pouvais imaginer à l'époque, dans un rapport d'ouverture, de recherche, de confiance, dénué de jugement, où domination et soumission sont avant tout synonymes d'attention, d'écoute et de lâcher-prise, dans un contexte ludique et léger, la construction d'une bulle éphémère unique et privilégiée à deux, jusqu'à ce qu'elle éclate et que chacun reprenne le cours de sa vie « normale » et convenue, au sein d'une société qui a horreur de l'imprévu et de la perte de contrôle.

Il m'aura fallu de longues années, de trouble, de peurs, de honte même, de questionnements sur la normalité, la moralité, et d'introspections, pour comprendre ce qu'elle me ressassa à chacune de nos rencontres, toute une année durant : « Un jour, tu seras un bon Maître ! ». Florence fut ma première soumise déclarée. Il me fallut pas loin de quinze ans pour retrouver cette voie et devenir à mon tour initiateur.

Florence a révélé une nature et un état d'esprit : ma domination. Loin des clichés caricaturaux d'un certain exhibitionnisme, parsemé de codes convenus et étriqués, ma conception de ce genre de rapports est intimement liée à la création et l'imagination. C'est un espace sur mesure d'épanouissement à deux. On parle souvent de confiance, de respect. Comme pour d'autres sujets, il y a ceux qui en parlent et ceux qui le font, ou « Faites ce que je dis, mais pas ce je fais. ». Je m'abstiendrai donc de donner des leçons de morale ou toute tentative de prosélytisme.

Cependant, pour aborder cette voie, il faut y être non seulement ouvert, mais prêt, dans son propre cheminement. Ce recueil est avant-tout un petit mémoire sans prétention, d'une démarche que j'ai construite petit à petit au fil des années, en cherchant, lisant, expérimentant, par paliers, au gré de rencontres peu nombreuses, mais fortes et impliquantes par leur intensité et leur dénuement. Aujourd'hui, j'assume ce que je suis, mon rapport aux femmes, ma nature et la normalité n'est plus mon objet. Par certains aspects, je dirais que cette approche peut se rapprocher du yoga tantrique, ou plus simplement du tantra, oublié des indiens eux-même, et qu'elle peut amener à ce qu'il est convenu de nommer le Nirvana. J'en synthétiserai donc quelques principes de base comme suit.

Ainsi, le lexique doit être inventé pour chaque combinaison, qui doit être vue comme originale et unique par l'emboitement de deux êtres qui se livrent l'un à l'autre. Les mots ont donc une place prépondérante et doivent autant être choisis que naturellement libérés. Le cadre et le rituel sont des supports essentiels pour maintenir un champ des possibles suffisamment varié et ouvert, tout en marquant l'entrée dans cette bulle. L'attention et la conscience de son corps et de celui de l'autre sont essentiels. Tous les sens sont sollicités et l'on est donc très loin d'un simple assouvissement d'un besoin naturel, mais bien dans la construction progressive d'une danse à deux. Les temps sont primordiaux. Ménager les avant, les pendant et les après, par tous les moyens à disposition. Y consacrer du temps, se donner le temps pour une construction progressive et assidue. Il ne s'agit pas de fantasmer, mais bien d'élaborer, de peaufiner ces rituels, afin de passer les paliers un à un, vers un accomplissement et une harmonie potentiellement sans limite connue d'avance.

Oublier les idées reçues et ne surtout pas juger. Une bonne conscience des limites permet de ne pas aller au delà des possibles, mais aussi de les repousser, d'un commun accord, le moment venu, si cela se présente. Rien n'est figé et immuable. La notion de contrat est donc purement illusoire et restrictive, autant pour les possibles que pour l'imagination. Il s'agit avant tout de recherche et de création, de jeu, de surprises, autant que possible bonnes. Un dialogue à coeur ouvert constant est donc une clé essentielle : on en revient aux mots, mais pas uniquement. Les corps échangent et partagent par tous les sens dont la nature nous a pourvus, tels que le toucher, l'ouïe, l'odorat, qui sont si souvent oubliés. En général, en première leçon d'une nouvelle initiation, je commence par introduire la lecture du Kamasutra, non pas pour le chapitre consacré aux positions sexuelles, mais pour tous les autres, consacrés aux différences entre hommes et femmes, aux multiples manières de ménager des rapports harmonieux entre ces êtres si différents à la base.

Au travers de mes quelques expériences d'initiation, j'en suis venu à la conclusion que l'âge n'a que peu d'importance. Une jeune femme de vingt ans peut être aussi ouverte à cette voie qu'une femme de quarante, qui se redécouvre après une vie bien rangée, dédiée à sa famille et sa carrière professionnelle. C'est avant tout une question de curiosité, d'ouverture, à soi et à l'autre, autant au niveau sensoriel que psychique, pour arriver à un lâcher-prise commun, dans une combinaison improbable et imprévisible. Cela veut dire accepter les risques d'un tel niveau d'implication, dans une relation bien plus intime qu'une simple relation sexuelle dite normale, accepter de se montrer tel que l'on est, se découvrir et se révéler mutuellement avec l'autre, en toute confiance, au plus profond de soi. Les scénarios élaborés dans les avants ne sont pas à strictement respecter. Ils constituent une trame, une ligne directrice.

En résumé, cette voie ne saurait se réduire à des pratiques plus ou moins originales. Elle relève à la fois du jeu et de l'intime au sens le plus profond qui soit. Elle est le fruit d'un apprentissage, d'un accompagnement, avec ou sans amour, ce qui n'exclut pas des sentiments, du respect, de la compassion, de l'empathie et de l'écoute dans l'échange. Comme pour toute relation qui se construit, elle demande de l'entretien et du temps à y consacrer.

Je remercie Florence de m'avoir ouvert cette voie si riche d'enseignements et d'épanouissements.

Leçon n°1 : rituel de l'entrée

Le rituel de l'entrée est crucial pour une bonne séance. Il marque le passage de la vie normale à LA BULLE. Cela commence donc par la disposition. Elle doit permettre une entrée en matière rapide, un basculement d'un état à un autre sans plus attendre, et, symboliquement, la personne attendue y est invitée à se défaire de toutes ses affaires de ville, se livrer et entrer dans la bulle, comme on plonge dans une piscine par le grand bain, la tête la première. Souvent, dans ce genre de relation, l'entrée marque le passage du monde public et rangé, à un univers clandestin, entouré du secret de l'intime, un jardin secret exclusif partagé des seuls initiés. On entre dans un espace transgressif, presque inavouable, que l'on n'assume pas entièrement à la face du « monde » bien pensant, où tout ou presque est permis. Seuls le temps, l'imagination et les tabous infranchissables le limitent, sachant que ce cadre évolue au fil des rencontres et de l'enrichissement de la relation.

Dans mon entrée, juste derrière la porte, les murs sont nus. A un mètre cinquante du seuil, se trouve un siège en bois exotique sans dossier avec deux accoudoirs solides et des barreaux. Première étape du rituel, je demande à la personne de se déchausser. En général, elle s'assoit. Elle en est avertie avant de passer mon seuil. De plus, mon invitée a une marche à franchir. A cet endroit, les murs sont vierges de tout accrochage et de toute représentation, pour laisser libre court à toute éventualité, douce ou bestiale. L'aménagement peut être aménagé prémédité pour le rituel, avec ce qui peut être apparent, disposé sur le siège, ou caché sous un coussin, ou à proximité, comme un tube de gel par exemple. Les discussions s'y afférant font partie de l'avant et de l'élaboration du scénario en commun. Cela permet à mon invitée de se mettre en condition, parfois plusieurs jours avant, sans exclure les surprises, l'imprévu, fort heureusement.

L'aspect vestimentaire a son importance dans le rituel de l'entrée et sa préméditation. Ainsi, nous nous entendons au préalable sur les tenues, en détail, des deux protagonistes. Le plus souvent, elles sont contrastées, pour marquer les rôles et places de chacun. Ainsi, l'invitée sera, extérieurement parlant, aux yeux du monde commun, en tenue de ville tout à fait neutre. Par contre, en dessous, elle aura déjà mis un pied dans la bulle. Si la femme a un réel goût pour la lingerie, elle l'aura choisie avec soin, en me demandant mon avis, m'offrant plusieurs options. Il peut y avoir une évolution. Par exemple, si le temps le permet et qu'elle est mure pour cela, si elle porte une robe ou une jupe, elle retirera sa culotte de dentelle ou de soie, juste avant de sonner à ma porte. Dès ma porte fermée derrière elle, elle me la tendra, premier contact intime indirect, purement visuel et olfactif.

La mise en scène de l'entrée, dans son rituel, doit être réglée, prévue et déclarée à l'avance, au moins pour les premières secondes. Elle doit être chargée symboliquement de tous les attributs nécessaires à cette bulle, marquant les rôles de chacun, sans ambiguïté, permettant de révéler aux acteurs le poids de la frustration de l'avant, la libération prochaine des désirs exacerbés, l'impatience, par ses caractéristiques physiques. En passant ce seuil, les protagonistes laissent la place à leurs instincts bestiaux, retenus pendant toute la durée de l'attente, accentuée par la montée de l'escalier. Ainsi, quelle que soit la mise vestimentaire, l'entrée commence par le contrôle du suivi des instructions préalablement données et du niveau de désir, par ses manifestations physiques. Le dominant vérifie, afin de mesurer, d'évaluer le point de départ, d'aménager le scénario prévu par la suite, de punir éventuellement si ses instructions n'ont pas été suivies, de frustrer un peu plus en faisant attendre, ou au contraire de libérer.

A cette étape, la chorégraphie du déshabillage prend toute sa dimension. Elle peut se dérouler calmement, en prenant le temps de poser le sac de l'invitée à côté du siège, lui tendre un verre d'eau, la débarrasser et plier son manteau en suivant les convenances. Quoi qu'il advienne, le regard, son intensité, trahira le désir retenu, sur le point d'exploser et la frustration de l'attente. Dans l'hypothèse de l'explosion, au contraire, il faudra que l'invitée soit accessible. Cela impose aussi que l'hôte le soit, vestimentairement parlant. Personnellement, je préfère le peignoir à la nudité totale quand je reçois dans ces conditions. Ainsi, en fonction de l'état de ma partenaire, il peut tomber d'un simple geste, s'entrouvrir, ou rester fermé, d'un nœud simple ou double. Il marque aussi l'intimité, renfonçant ainsi le passage du monde commun à la bulle.

Le temps et l'heure de l'entrée donneront le ton de l'entrée, ainsi que la lumière. Dans le cadre, la mise en lumière donne l'ambiance qui a été préméditée. Ainsi, dans mon entrée, il y a une fenêtre donnant sur la cour de l'immeuble. Celle-ci a la propriété de réfléchir les sons. La fenêtre est équipée d'un rideau épais et écru, mais non occultant. Tiré, il diffuse une lumière chaude venant de l'extérieur. Ouvert, il laisse la pleine lumière de l'extérieur entrer et donne l'illusion que l'on peut être vu par les voisins. Fenêtre entrouverte ou fermée. Cette disposition devra être déclarée à l'avance. En fonction, elle accentuera l'aspect transgressif de l'entrée, ou au contraire, la bulle, isolée du monde, dont l'espace commence alors dès le passage du seuil. Je parle d'illusion, car il conviendra de ne pas nettoyer les carreaux, afin de dispenser un filtre naturel garantissant une certaine intimité en cas de vis-à-vis, afin de ne pas heurter les âmes sensibles et conserver des rapports de bon voisinage. De jour, fenêtre entrouverte, rideau tiré, les sons du dehors sont amortis tout en étant prégnants, la lumière filtrée venant de l'extérieur, un entre-deux idéal pour un jeu à la fois de retenue pour les convenances, de tentation de lâcher-prise bestiale et de totale intimité visuelle autorisant tous les gestes, dès le seuil franchi. Une entrée de nuit, fenêtre fermée, rideau tiré, demande un éclairage venant de l'intérieur, marquant le chemin à parcourir. Dans cette configuration, je laisse la lumière dans ma chambre ou du salon, en fonction du scénario prévu. La nuit, le travail des odeurs est souvent plus important. De l'encens dans la pièce qui suivra dans le parcours attire l'attention sur la suite et intrigue.

L'entrée n'est donc pas une fin en soi, mais un passage rituel obligatoire, dont le déroulement conditionnera la suite, son orientation, son atmosphère, son lâcher-prise, sa retenue. Elle pourra être autant libératoire que frustrante, en fonction des états d'esprits, des scénarios choisis, des improvisations. Elle est la première étape du cheminement dans la bulle, la première expiration des partenaires pour la faire enfler, et enfler, et enfler encore, en évitant, autant que possible, l'éclatement, en jouant avec les limites, des esprits, des corps, des membranes, en faisant preuve de créativité, d'écoute, et en osant sans vergogne. Afin de passer de la théorie à la pratique, abordons la preuve par l'exemple, à travers plusieurs scénarios, autour de l'heure et du temps.

*
* *

Le petit déjeuner

C'était en plein hiver parisien. Mayline était de passage à Paris. Elle créchait chez ses grand-parents à cinq stations de métro de chez moi. Elle était de Montréal et passait quelques vacances chez eux, afin de renouer avec ses racines françaises. Elle avait une vingtaine d'années, aimait flâner dans les allées du marché d'Alligre le dimanche matin, où je faisais parfois quelques courses. Nous nous étions rencontrés devant l'étale d'un vendeur de livres d'occasion, jouxtant celui des chaussures, vers 11h30. J'observais sa manière de se tenir, sa chevelure d'or aérée. Sa diction et les termes qu'elle choisissait pour s'adresser au vendeur avaient autant attiré mes oreilles que mes yeux. Il semblait bien la connaître, alors qu'elle n'avait visiblement ni le look ni l'accent d'une parisienne. Ce fut un effleurement banal qui nous fit briser la barrière des convenances. Je m'apprêtais à me saisir d'un livre, lorsqu'elle s'y précipita, quand le vendeur lui proposa d'en choisir un gratuit, pour la récompenser de sa fidélité. Sade, Justine ou les malheurs de la vertu. Qui l'eut cru. Une fille qui avait l'air si propre sur elle. Et elle y tenait à cette édition cornée et jaunie. Amusé par sa hargne polie, je lâchais prise.

En compensation, elle m'invita à prendre un café dans une rue adjacente, dans un endroit de sa connaissance, encore calme à cette heure de pleine affluence. En cheminant, nous nous effleurâmes à plusieurs reprises. Or, la psychanalyse m'a bien appris une chose : le hasard n'existe pas. Au café, elle prit un thé. Nous étions seuls, sous le regard fuyant du vieux tenancier, qui devait me prendre pour son père ou un oncle éloigné. Elle ne connaissait pas Sade et avait justement une forte envie de s'y frotter. Le langage des corps ne trompait pas. Nos regards ne faisaient pas que se croiser. Ils s'attardaient avec une insistance de plus en plus prononcée. Elle ne protesta guère, quand ma main se posa distraitement sur son genou, sous la table ronde. Elle rougit légèrement, juste ce qu'il fallait pour conserver sa dignité. Le premier baiser, du bout des lèvres, au dessus de sa théière, fut timide, mais empreint d'intense désir sous-jacent. Gênée par les regards de plus en plus insistants du cafetier, elle accepta que je la raccompagne en bas de son immeuble, à deux rues en direction de Bastille, malgré sa crainte que son grand-père ne soit pas encore rentré du marché. Par sécurité, nous échangeâmes nos numéros de portable, dans la ferme intention de nous revoir.

Devant le porche de l'école primaire, je lui pris la taille. Alors qu'elle refusait mes baisers quelques minutes plus tôt, quelque chose bascula en elle et elle me plaqua contre la lourde porte close, frottant son entrecuisse contre mon jeans, offrant ses fesses à mes mains à travers le tissu épais de sa robe d'hiver, sous son manteau ouvert, et ses lèvres gourmandes, sa langue fureteuse et curieuse dans ma bouche. Ce second baiser fut une révélation pour moi, habitué aux minauderies des premiers baisers des françaises, qui tiennent à respecter des temps donnés, pour la convenance, de peur d'être mal jugées si elles se laissent aller trop rapidement. La canadienne savait ce qu'elle voulait et assumait à pleine bouche, pleines dents, en public. Puis, sans crier gare, elle me prit par la main et nous fit traverser. De l'autre côté de la rue, je lui repris la taille, l'embrassai furtivement contre la cabine téléphonique. Elle me glissa à l'oreille d'une voix à peine intelligible, qu'elle portait des bas. Puis, elle lâcha ma main, rit, composa la combinaison sur le digicode et disparut derrière la porte vitrée.

Encore chamboulé par cette rencontre, je rentrais à pied, dans le tumulte de la fin du marché de Bastille qui remballait, quand je reçus un texto de sa part : « Il ne me reste que quelques jours à Paris. Je ne peux m'échapper que deux ou trois heures, tôt le matin, tant que mes grand-parents dorment encore. J'aimerais beaucoup prendre le petit déjeuner avec toi, à la française. ». Tout en marchant, le scénario commença à s'élaborer dans ma tête. Passant devant la bouche de métro, je lui proposai de m'y retrouver le lendemain, lundi, à 7h30, pour que je l'emmène prendre ce petit déjeuner sans nuit préalable chez moi, lui demandai si elle était thé ou café. Puis, devant la vitrine de la boulangerie, je la questionnai sur ses goûts, croissants ou pains au chocolat. Elle me répondit : « Les deux. Dans ma contrée d'origine, on dit chocolatine et ils mettent deux barres de chocolat. Les boulangers parisiens sont des radins. ». Sérieusement, histoire de me frustrer un peu plus après l'annonce des bas, elle me fit part qu'elle porterait un jeans et que je devrai me tenir en gentleman, que cela était déjà une belle prise de risque de sa part d'avoir embrassé un inconnu et de se rendre chez lui, le lendemain, aux aurores. En réponse, je lui demandai si elle préférait le thé vert, le thé au jasmin ou le thé fumé ainsi que les strings, tangas ou gaines années 50.

Le lendemain, dès 6h30, j'étais debout. Je rangeai le lit, préparai la table basse dans le salon, devant le canapé en cuir, disposant les verres pour le jus d'orange frais, les petites assiettes blanches pour les viennoiseries, les tasses en porcelaine, la boite à thé, les serviettes en papier. A 7h, nous commençâmes à échanger des textos. Elle hésitait, avait la boule au ventre. Je lui rappelai notre baiser fougueux contre le porche de cette école, puis l'effet que sa confidence m'avait fait, juste avant qu'elle s'éclipse. Elle me parla de son amour de la lingerie, de mes mains, de ma bouche, de l'état de son désir qui se manifestait d'ores et déjà dans sa culotte. Je lui demandais ce qu'elle portait. Elle me répondit que je m'en rendrai compte bien assez tôt. A 7h15, elle s'éclipsa de chez ses grand-parents. A 7h25, je quittais mon appartement, laissant une ambiance musicale et la lumière du salon allumée. Il faisait encore nuit dehors et Paris s'éveillait tout juste. Avant de m'engouffrer dans la bouche de métro, j'achetai deux croissants au beurre et deux pains au chocolat tous chauds. Ils embaumaient.

Comme convenu, à 7h30 pile, elle passa le portillon de sortie. La clandestinité qui nous entourait était bien présente : elle me sourit, ne me fit même pas la bise et m'emboîta le pas. Elle portait un jeans serré, un épais manteau bien chaud. Heureusement, il pleuvait légèrement. J'ouvris mon parapluie sous la bruine et elle se colla à moi, me prenant le bras. Dans l'escalier, je la fis me précéder. Elle obéit. Chacun de ses pas dans ses chaussures fermées à talons était étudié, ni trop empressé, ni trop lent. Dès que je me rapprochais un peu trop, elle enjambait deux marches d'un coup. De ma main libre, au dernier étage, je parvins à lui caresser les cuisses, puis les fesses. Elle ralentit le pas, puis, stoppa devant ma porte sur mon ordre. Elle était essoufflée et les joues rosies par le froid ou l'excitation. Je tournai la clé, la précédai en marquant l'arrêt sur mon seuil, l'invitant à se déchausser et se débarrasser de son sac sur le siège.

La porte refermée, le ballet commença. La musique du salon nous parvenait, son manteau était ouvert, son sac à main au sol, ses pieds nus. Je la plaquai contre le mur, enserrai sa taille et la collai contre moi, passai ma cuisse entre les siennes et l'embrassai d'un baiser qui ne souffrait aucune résistance. Elle tenta bien un « Non... », qui s'étrangla dans sa gorge et que je fis mine de ne pas entendre, car ses hanches ondulaient contre moi, ses mains s'étaient glissées sous ma veste et tiraient déjà sur ma chemise. Nos langues aux goûts de dentifrice dansaient le tango et roulaient, alors que nos respirations n'étaient plus que halètements de concert. J'avais tiré le rideau de la fenêtre. Les sons du Paris au réveil nous parvenaient à peine. Nous y étions, dans notre bulle en devenir et elle gonflait à vue d'oeil, comme ses lèvres et mon membre.

Dans mon entrée, elle cambrait. Sa ceinture, censée m'interdire l'accès, était bien présente, mais plus ses expirations étaient fortes, et plus un espace s'offrait à mes doigts. Ils profitèrent allègrement de cette ouverture, glissant sous son jeans étroit, sous la dentelle de son tanga, pour atteindre la zone, prendre la mesure de l'enflure du clitoris épanoui, puis des grandes et petites lèvres, pour enfin, prendre cette température et son taux d'humidité. Cette intrusion s'accompagna de nos mots, extirpés au petit matin, dont la lumière commençait à filtrer à travers le rideau et à éclairer sa crinière d'or devenue aussi folle que son entrecuisse. Ses griffes me rendirent la pareille en se plantant sous ma chemise, dans la chair de mon dos d'abord, puis, s'immisçant à leur tour sous ma ceinture et mon jeans, sous le fin tissu de mon boxer, dans mes fesses aussi tendues que mon pieu, dont la manifestation d'un désir intense et fou traversait les deux étoffes. Elle en prit la mesure sous ma direction, devant mes yeux témoins de sa surprise et de son émoi qui se traduisit sur mes doigts, en elle, à deux phalanges. « Mon lion » et « Ma lionne » résonnèrent sur le pavé de la cour intérieure et couvrirent la douce mélodie du salon.

C'est bien l'écho du jaillissement de nos premiers mots déployés avec toute l'intensité que nous ressentions dans nos entrailles, désirs à la fois irrépressibles et frustrés, d'une première pénétration volontairement incomplète, qui nous a ramenés à la réalité du temps qui s'était écoulé. Dans mon salon, elle a bu son thé au jasmin, dégusté les chocolatines craquantes. Puis, sur mon canapé, nous avons recommencé, avec la même fougue, ma chemise grande ouverte par ses soins, mon majeur entre ses fesses, sous sa ceinture, son jeans, son tanga, ma bouche étouffant sa surprise d'aimer cela, bloquant la conscience du tabou de cette intimité trop intime pour être avouable.

A 8h, le réveil sonna et nous rappela à ses obligations. Bien que majeure, elle était traitée comme une écolière en escapade chez ses grand-parents. Dans mon entrée, au moment de remettre sa longue écharpe en laine, nous avons repris le rituel de l'entrée. « Mon lion » a résonné plus fort dans la cour. Elle suffoquait à chacune de mes investigations et pressait mon sexe à travers mon jeans. Puis, je l'ai accompagnée jusqu'au métro. Quelques minutes après avoir disparu dans l'escalier, elle m'a envoyé un message : « Demain, ne viens pas me chercher. Même heure, chez toi. J'apporterai les chocolatines. ».

Au second petit-déjeuner, le rituel s'étoffa de surprise et d'imprévu. Comme la veille, à 6h30, j'étais debout. A 7h, sans message de sa part, je passai à la douche en ayant mis la table et arrangé le lit, au cas où. A 7h15, alors que je me séchais à l'aide d'un grand drap de bain, elle m'envoya un texto énigmatique : « Es-tu réveillé, mon lion ? ». Pas vraiment. J'enfilai mon peignoir en éponge, me frottai les yeux et lui répondis laconiquement : « Je sors de la douche. Je saute dans mon jeans et j'arrive. ». Je n'eus pas le temps de revenir à ma chambre que la sonnette de ma porte se mit en action. Enervé de ce contretemps, je m'y précipitai, m'attendant à voir la tête de ma voisine d'en face, des bigoudis sur la tête, ou un facteur bien matinal avec un recommandé à la main.

J'ouvris et c'était elle, un petit sac en papier à la main, l'effluve des croissants chauds parvenant à mes narines encore endormies. Elle rit et me poussa littéralement pour entrer. Les croissants s'échouèrent au sol. La porte claqua bruyamment. Mon peignoir s'ouvrit et glissa sur ma peau encore humide. Mal réveillé, ma bestialité avait toute sa potentialité, les carcans des interdits et des convenances toujours endormis. Provocante à souhait, je baissai son jeans moulant à mi-cuisses, puis sa culotte de soie grise à pois noirs. Je la poussai contre la chaise sur laquelle elle se retrouva à genoux, cul nu, cambrée, gémissante et je la pris sans autre préalable, tant elle était déjà trempée.

Il faisait encore nuit. Nous étions à peine éclairés par la lumière de la cuisine. Le rideau était tiré, la fenêtre hermétiquement close. Nous étions déjà dans notre bulle et elle enflait à chaque respiration. Nous jouîmes ensemble, mon sperme copieux tâcha la moquette et nous le regardâmes couler. Nous ne prîmes ni café ni thé sur mon lit, encore moins dans le salon. Par contre, elle m'offrit son papillon en dégustation, pour la toute première fois. Je n'entendais plus que des bruits sourds et ses cris étouffés, la tête coincée entre ses cuisses, quand elle me donna son élixir de jouissance à avaler. Elle n'eut toujours pas conscience, que ce qui avait déclenché un tel lâcher-prise, était le massage de mon majeur, trempé d'elle, appliqué à sa rose épanouie.

Une demi-heure avant l'heure, le réveil sonna. Elle se vêtit prestement, dans mon entrée. Le rituel de sortie fut aussi sauvage que celui de l'entrée, bien qu'entravée par son jeans, sa ceinture, ses multiples couches de vêtements. Elle n'eut toujours pas conscience des deux phalanges de mon index, lors de ce baiser affamé. Ma lionne était prête pour la sodomie, cet ultime cadeau, mais ne voulait toujours pas se l'avouer. Le bruit de ses pas s'éloignant dans l'escalier, puis dans la cour pavée, puis la lourde porte cochère. De retour sur mon lit, je palpai la couette. Elle était trempée et imbibée d'elle. Ma lionne venait, sans le savoir, de se révéler fontaine.

Le troisième petit-déjeuner faillit ne pas avoir lieu. Heureusement, elle avait eu la présence d'esprit de repartir avec son petit sac en papier rempli de croissants, ce qui lui donna un alibi, quand elle rentra et que ses grand-parents, fous d'inquiétude, l'attendirent fermement attablés dans la salle à manger. Il nous fallu attendre deux jours pleins avant de nous revoir et ce fut inespéré. Ce petit-déjeuner sonna comme un adieu, se réduisant au rituel d'entrée et de sortie, sans passer ni par le salon, ni par la chambre. La frustration fut à son comble, nous interdisant toute pénétration de mon sexe en elle, quel que soit l'orifice. Les traces de ses griffures restèrent sensibles sous la douche pendant trois ou quatre jours. Ses morsures formèrent des bleus qui persistèrent toute une semaine. Le lendemain, à 7h30, depuis Roissy, sur la passerelle d'embarquement, elle m'informa par texto qu'elle s'envolait pour Montréal, reprendre sa vie d'étudiante studieuse. Sa culotte était trempée.

Un de ces jours, j'irai lui rendre visite à Montréal.

*

* *

L'après-midi

La Novice s'était montrée farouche et intimidée au début. Par contre, elle avait une ténacité propre aux grands sportifs. Elle était handballeuse à un niveau semi-professionnel. Élancée et musclée à la fois, son corps avait déjà beaucoup souffert de blessures multiples et elle avait les genoux fragiles, ce qui m'amena à revoir une bonne partie des positions que j'avais coutume d'utiliser. Entièrement focalisée sur ses entraînements et ses compétitions durant huit ans de pratique intensive, elle avait presque totalement délaissé son épanouissement sexuel et sensuel, à un âge où la plupart des gens s'y éveillent en multipliant les expériences de tous poils. Ainsi, elle n'avait eu que quelques maigres aventures avec un entraîneur ou deux et s'était contentée d'une relation pratique, mais non satisfaisante, avec un membre de l'équipe masculine. D'ailleurs, le surnom dont elle l'affublait, « quinze minutes pourboire compris », traduisait parfaitement le degré de frustration qu'elle avait atteint. Notre première rencontre fut fort simple : son club m'avait passé commande pour réaliser les photos de ses équipes féminines et sa maladresse avait attirée mon attention : elle avait trouvé le moyen de se casser la figure au moment même où je déclenchai mon appareil, provocant un effet domino inattendu. L'entraîneur était furieux, toute l'équipe en plein fou rire et moi au bord des larmes.

Confuse, elle était venue s'excuser à la fin de la séance. A son regard, je pus rapidement jauger que je ne lui étais pas indifférent et je l'invitais, en compensation, à m'aider à ranger mon matériel, puis à prendre un verre. Par contre, comme une collégienne, à la nuit tombante, me prenant à contre-pieds, elle prit congé. J'eus tout juste le temps de l'inviter à me rendre visite au studio, le lendemain. Déjà, le premier mot qui me venait aux lèvres la concernant, c'était « chienne, ma chienne ». Ni chiwawa, ni lionne, mais bien chienne, avec sa langue pendante que je voyais déjà le long de mon sexe dans mon entrée. Pour ne pas l'effrayer, je fixais l'heure du premier rendez-vous en milieu d'après-midi. Par contre, pour la mettre en condition, je l'attendrais chez moi, derrière ma porte, la guidant par sms depuis sa sortie du métro.

Cependant, dès la fin de matinée, notre correspondance sms ne montrait aucune ambiguïté sur la nature de notre rendez-vous. Je décidais donc de la mettre tout de suite dans le bain, ma Novice, qui voulait des cours d'éducation sexuelle, assumait son désir de soumission en se posant beaucoup de questions sur son équilibre mental, et voulait assouvir le fantasme de coucher avec son professeur. J'étais donc d'emblée assigné au rôle, qui me convenait parfaitement, d'initiateur et mentor de cette Novice d'un mètre soixante-quinze avec quatre-vingt seize centimètres de jambes, avide d'apprendre et de se découvrir.

Le temps était à l'orage en ce milieu d'été. Je commençais par un acte à distance, significatif. Je lui fis prendre trois larges feutres sur son bureau, les nettoyer longuement au savon, et la guidai par sms pour se les introduire et entamer des exercices de Kegel, par séries de vingt, debout, puis assise à son bureau. A la fin de la première série, elle me confia qu'elle devait changer de culotte. Je pris la balle au bon et lui ordonnai de venir en jupe courte, sans culotte ni haut, sous un imperméable fermé. Elle acquiesça après un court moment d'hésitation. Pour sa seconde série, je lui ordonnai d'introduire un troisième feutre, de forcer avec sa main et de contracter au maximum. Elle tâcha son siège et n'eut plus de doute quant à sa venue chez moi.

De mon côté, je préparai son entrée dans sa disposition et les accessoires pour cette première prise de contact. J'ouvrai mon petit meuble dédié à ces jeux et examinai l'ensemble des possibilités qui s'offraient à nous. Les pinces à tétons, trop tôt. Les pinces à linge, par contre, c'était envisageable, mais après l'entrée. Les cordes, pas la première fois. Le plug anal ? Trop tôt, elle est Novice, ne l'effrayons pas tout de suite. Le bâillon ? J'hésitai, lui posai la question. Je fis bien : c'était une de ses limites infranchissables, donc non. Je soupesai les boules de geisha. Elles sont extras et elle ne connait pas encore. Il faudrait le gel avec. Je les mis de côté. Vu la chaleur, à tout hasard, je prévoyais un verre à pied et une bouteille de champagne remplie d'eau fraîche que je déposai au pied du siège de l'entrée. Le petit vibromasseur pourrait être perturbant à cause du bruit. J'y renonçai, du moins pour l'entrée. Je nettoyai les accessoires au savon chirurgical, les séchai et les emballai dans des mouchoirs en papier. Le rituel devait aussi inclure ses premières postures. Je lui annonçai que je contrôlerai son état, avec mes doigts, puis qu'elle tomberait à genoux et goûterait le mien. Cela l'excita grandement et l'idée lui plut. Je disposai un coussin et une serviette éponge à côté du siège, contre le mur extérieur. C'est là, juste derrière la porte, que je me tiendrais debout, avec ou sans peignoir, car pour marquer son entrée dans ma bulle, je ne serai pas en tenue de ville. Ça aussi, je lui annonçai. Elle m'apprenait qu'elle avait compris ma première leçon et renonçai à remettre une culotte.

Nous déjeunâmes ensuite sans correspondance, chacun de notre côté. Trois heures d'attente interminable, de frustration et de montée du désir, de part et d'autre. Comme convenu, la conversation sms reprit quand elle se mit en route. Un peu moins d'une heure porte à porte, un changement de métro. Il faisait chaud et lourd. Plus elle se rapprochait, plus ma gorge se serrait, plus je fumais, plus je mouillais du gland, de cette envie croissante d'y sentir sa langue, pour la première fois, de palper ses seins libérés du soutien-gorge sous son imperméable, de la doigter sans vergogne ni pudeur, la faire soupirer et m'implorer. Je vérifiais dix fois la disposition dans le salon, la chambre et surtout, l'entrée, le coussin à côté du siège, la bouteille de champagne remplie d'eau, le verre, juste à côté, le flacon de gel au silicone sur le siège, dans ma poche de peignoir de bain, les bouches de geisha emballées dans un mouchoir.

A la sortie du métro, il lui restait encore cinq bonnes minutes de marche. Je l'orientais, rue après rue, en faisant les cent pas dans mon couloir. A l'interphone, j'actionnai l'ouverture de la porte sans dire un mot. Contre la porte, je tendais l'oreille et pouvait entendre les talons de ses bottes sur les marches. A son premier pas sur mon palier, je tournai la clé. Je pouvais presque entendre son essoufflement des quatre étages qu'elle venait de monter à pied, car je lui avais interdit l'ascenseur. Ma Novice était là, de l'autre côté de ma porte, sans culotte, en jupe courte et soutien-gorge sous son imperméable.

Je sentis mon méat mouiller contre ma cuisse en ouvrant largement la porte. Elle entra d'un trait, sans un baiser, imperméable fermé jusqu'au cou, parapluie à la main dont je la débarrassai prestement. Avec les talons de ses bottes, elle était plus grande que moi, juste à portée de ma main pour la vérification promise. Contre le mur de la cuisine, face au siège, jambes écartées, je glissai ma main droite sous sa jupe tandis que la gauche s'occupait de déboutonner son imper. Son premier cri étouffé, lorsque mon index et mon majeur ont écarté ses lèvres, l'ont pénétrée et se sont attardés sur son point G, alors que mon pouce faisait connaissance avec son clitoris dénudé. Ma Novice était haletante et ruisselante à souhait. Elle venait d'entrer dans la bulle, de la faire enfler d'un premier souffle, et elle s'en sortait à merveille.

Je glissai ma main dans ma poche, pris les boules de geisha et lui fis abondamment sucer, avant de lui fourrer dans son antre ruisselante et épanouie. Sans que je lui demande, elle commença les exercices, contractant et relâchant successivement l'objet en elle, en suivant les arabesques de mon index autour de son clitoris. Je fis glisser l'imperméable de ses épaules, dégrafai son soutien-gorge et suçai, puis pinçai, ses mamelons en érection. Ma Novice était à point, très sensible des seins, les cuisses trempées. De ses longs doigts, elle ouvrit mon peignoir et commença à masturber mon membre, me suppliant de la prendre, ce qui me fit sourire et me motiva encore plus pour résister à cette tentation, qui me taraudait depuis le claquement de la porte. Je lui répondis qu'elle allait d'abord suivre sa première leçon de gorge profonde et elle gémit d'impatience, comme une chienne qui attend sa laisse pour sortir.

Je fis deux pas en arrière, déposai son imperméable sur le siège, m'appuyai dos au mur opposé, prenant le temps de savourer son regard enragé et retirai mon peignoir devant elle. "Tourne-toi face au mur, ma chienne. Mains croisées derrière le dos.", lui ordonnai-je. Se pinçant la lèvre inférieure de frustration et d'envie, elle s'exécuta. Nu et bandant fort derrière elle, je fis glisser la ceinture de mon peignoir, en appréciai la longueur, lui claquai les fesses en aller-retour avec. Elle jappa de plaisir, pensant que cela s'arrêterait là, les mains jointes juste au-dessus de sa cambrure exagérée. La ceinture claqua encore deux fois, lui donnant un faux espoir de plus longue stimulation de ses fessiers. Elle jappa plus fort et avança son cul vers moi, la cordelette des boules de geisha bien apparente, sous la lumière du soleil baignant le couloir. Je glissai mon index dans l'anneau et tirai de plus en plus fort, elle résistant à la pression dans des contractions en proportion. Puis, je délaissai et ses fesses et son vagin, essuyai mon index sur sa raie, m'attardant bien sur sa rose, et m'occupai de ses poignets que j'attachai solidement avec la ceinture.

Je lui relevai légèrement les mains, accentuant par là-même sa cambrure, passai et repassai ma verge et lui donnai juste à goûter de la mouille de mon gland sur sa rondelle presque éclose, surtout sans y entrer. Puis, prenant tout mon temps, tirant d'un doigt sur l'anneau, empoignant la ceinture autour de ses poignets, je tirai vers moi et l'amenai devant le siège sur lequel je finis par m'assoir, genoux bien écartés. « Tourne-toi maintenant ma chienne ! », lui ordonnai-je. Elle tourna sur ses talons, se retrouva face à moi. Je ne pus résister à lui octroyer un coup de langue sur son clitoris brillant et aussi provocant de rougeur que ses lèvres enflées. Je plongeai ma main dans son sac et trouvai sans difficulté les deux genouillères de handballeuse qu'elle portait la veille et que je lui avais demandé d'apporter avec elle deux heures avant. Elle leva les pieds un à un et je lui mis les accessoires en place. Elle était nue, en genouillères et bottes, à moins de dix centimètres de ma bouche. J'avais envie de mordre, de la renverser à quatre pattes et de la prendre par le cul, mais je me ravisai : pas à la première entrée, pas tout de suite, elle pourrait prendre peur et tourner des talons définitivement, elle est Novice. Je tirai de plus en plus sur l'anneau, tant et si bien qu'elle tomba à genoux entre mes cuisses, le nez face à mon sexe à la fierté éhontée. Elle comprit immédiatement qu'elle allait suivre sa première leçon de gorge profonde, dont nous avions convenu durant son trajet. La leçon de sodomie viendrait plus tard, quand elle serait prête et plus en confiance.

Comme convenu, elle avait attaché ses longs cheveux en une natte que j'empoignai pour la première fois, juste à la base. De l'autre main, je caressai et appuyai légèrement sur sa nuque nue, mes yeux rivés sur ses hanches et son bassin. Ses mains liées dans le dos, je la maintenais ainsi en équilibre sur ses genoux, entre mes cuisses, ses fessiers se tendant et se détendant au rythme que j'infligeais à sa bouche, en des va-et-vient d'abord timides, limités à ma corolle, laissant sa langue faire connaissance avec mon méat, ma mouille et mon gland. Quand je sentis son afflux de salive augmenter substantiellement, ma main sur son crâne se fit plus impérieuse et la poussa plus loin, de plus en plus loin, jusqu'à ce que je sente mon gland buter contre sa gorge et l'entendis gémir à chaque bouchée, quand elle refermait ses lèvres à la base de mon pénis. Elle avala tout, dès la première fois, n'en laissant pas une goûte couler de ses lèvres, ce qui lui épargna une première punition et me frustra quelque peu sur le moment. Je la relevai, la regardai droit dans les yeux et constatai sa satisfaction. Je lui retirai ses bottes et la fit se tourner, me plaçant derrière elle. Je ne pus résister à l'envie de lui mettre mon index dans le cul et de la guider ainsi, pour un tour du propriétaire, lui montrant les toilettes, la salle de bain, la chambre et enfin le salon, où je l'installai sur la canapé, pour un thé au citron qu'elle avait bien mérité.

A chacune de ses visites hebdomadaires, diurnes ou nocturnes, nous commençâmes par ce rituel d'entrée. Il s'enrichit au fur et à mesure de ses leçons, de ses progrès, de ma connaissance plus approfondie de ses limites, de ses envies profondes, et en fonction du niveau de frustration et de désir que nous avions entretenu durant la semaine, dans l'après et l'avant séance. Réservé à l'amour, le baiser était absent, de même que certains termes comme « faire l'amour ». Nous préférions des termes plus imagés et crus, tels que prendre ou empaler. Dès sa troisième visite, d'autres rituels se mirent en place, tels que la punition, avec une mise en scène presque effrayante ou angoissante, ou la fessée, pour laquelle elle révéla un goût immodéré, surtout durant le jeu de la lecture. Ma Novice avait soif, très soif d'apprentissage, et son entrée sonnait comme le début d'une séance de travaux dirigés, avec un professeur dont elle appréciait l'exigence et le souci du détail. Au fil des leçons, nous élaborâmes un programme sur mesure, qui, j'aime à le croire, la ravit autant que moi.

*

La nuit

L'Insolante était blogueuse. C'est par ce biais que nous nous sommes connus et que nous avons commencé à jouer ensemble, derrière l'écran. Notre rituel d'entrée débutait bien avant mon seuil, quand elle me rejoignait à Bastille en voiture, que je pénétrais dans son véhicule et que nous partions en quête d'une place de parking dans les méandres des rues étroites du Marais. S'étant d'entrée présentée comme une soumise, je lui imposais un code vestimentaire à la mesure : talons hauts, presque vulgaires, robe ou jupe courte en cuir, absence totale de dessous pour son entrée, une lanière en cuir avec un anneau en ras du cou, les ongles longs, vernis en noir ou carmin, les boules de geisha que je lui avais confiées en place. Notre lexique était basique, en cohérence avec notre objet, conventionnel : salope, salaud, avec le ton qui allait avec. Elle avait une fille en garde partagée et nous nous voyions une ou deux nuits, en début de week-end, tous les quinze jours. Cela dépendait de son niveau d'irritation vaginale à l'issue de la première nuit. Quand elle restait le week-end entier, le jour, nous restions enfermés, à baiser ou dormir. Je ne pouvais me résoudre à sortir en journée dans mon quartier avec ce chiwawa à mon bras. Par contre, notre entente sexuelle était proche de la perfection, bien qu'il lui manque la tête. Notre bulle se limitait donc à sa voiture, le trottoir de nuit jusqu'à ma porte cochère, l'escalier et mon appartement. J'avais éliminé l'ascenseur, car trop convenu et le temps de montée à mon étage bien trop court. Du fait de sa présence, l'escalier était déserté par mes voisins les plus proches.

Durant son trajet, assez aléatoire en fonction des embouteillages, je la chauffais avec quelques sms et messages vocaux bien sentis. La tâche n'était pas trop difficile avec le manque et la frustration, qui avaient été cultivés pendant quinze jours. Parfois, à la dernière minute, elle reportait d'une heure ou deux, quand le père de sa fille tardait à la prendre en charge. Invariablement, cela valait une punition, qui faisait monter d'un cran son excitation et son impatience. Elle aimait que je la traite ainsi, avec dédain, en simple objet sexuel, et sa vulgarité naturelle m'y poussait.

C'était donc au feu rouge de la rue de Rivoli, que je me postais, ganté de cuir, mon manteau long sur les épaules, écharpe noire en cachemire autour du cou, bottes noires de cavalerie impeccablement cirées aux pieds, pantalon de cuir noir. A mon arrivée au point de rendez-vous, je déclenchai le chronomètre et mesurai mon temps d'attente, dans le froid et le blizzard, fumant cigarette sur cigarette, en tapant des talons sur le pavé. Si celle-ci dépassait cinq minutes, elle aurait droit à un gage dans la voiture. Si elle dépassait dix minutes, ce serait dans mon escalier. Au delà, c'était la punition assurée, sur la table basse de mon salon. Pour cette dernière, sur la chaise dans mon entrée, j'avais pris soin de déposer un gros dé en bois vernis, qui déterminerait la nature exacte de son supplice, un autre pour sa durée. Si elle arrivait pile au moment où je me postais au feu rouge, par contre, elle gagnait une douceur, qui elle aussi serait tirée aux dés, dès qu'elle aurait trouvé à se garer. Mon Insolante était joueuse et perdait souvent.

Quand je m'installai dans sa voiture, à la place du mort, je m'assurai sans attendre qu'elle ne portait pas de culotte et que ses bas étaient bien ajustés. Si elle avait pris la peine de mettre un porte-jarretelles, elle serait récompensée. Puis, je retirai mes gants et mesurai son hydrométrie, lui faisant goûter sur mon index. Si elle ne m'avait pas fait trop attendre, je la récompensai d'un doigté de son point G, alors qu'elle roulait. Si l'heure était suffisamment avancée pour ne pas heurter les âmes sensibles, une fois le frein à main tiré, à son tour, elle pouvait jauger de mon niveau d'excitation et y goûter de ses lèvres. Cela se terminait souvent en gorge profonde copieusement alimentée de ma sève de vie protéinée. Je suis pour le recyclage naturel.

J'appuyais mes ordres d'un « Salope » ou « Ma salope » qui la faisaient sourire et déglutir dans un conditionnement pavlovien. Ce n'est pas par hasard si je l'avais affublée du petit nom affectueux de « Mon chiwawa ». Quand elle avait mis sa robe de cuir avec la fermeture éclair, qui s'étendait tout du long, sur le devant, la tentation était grande de l'ouvrir jusqu'au bout, dans l'inconfort de l'étroitesse de sa citadine. En bonne mère de famille, elle avait très peur que nous soyons surpris par une ronde de flics. J'adorais lui demander de venir s'empaler sur moi, sa robe étalée sur le siège conducteur, ses talons plantés dans le tapis de sol, mes mains claquant ses fesses en rythme et mes dents plantées dans ton épaule nue. Nous pensions, peut-être à tord, que la voiture bougeait sur ses amortisseurs en rythme, et qu'elle se repérait de loin, sous les réverbères. Pour étouffer les sons, elle laissait toujours sa radio à fond. Si elle m'avait fait beaucoup attendre, en fonction de son désir et de sa frustration, j'éjaculai copieusement en elle et la repoussai illico pour ne pas tâcher mon pantalon de cuir. Quand nous sortions, je la faisais marcher rapidement sur le trottoir, afin de provoquer la coulée de mon sperme le long de ses cuisses, sans qu'elle ait le droit de s'essuyer.

En fonction de l'heure plus ou moins tardive de notre arrivée en bas de mon immeuble, l'Insolante devait se déchausser et monter les quatre étages de l'escalier en bois, pieds nus, sur la pointe, ses chaussures dans sa main droite, la gauche sur la rampe, devant moi. En fonction de l'humeur et du tirage des dés dans sa voiture, je me permettais des attouchements, je la laissais monter devant moi sans la toucher ni lui adresser la parole, je faisais glisser la fermeture éclair de sa robe. Parfois, je la prenais sur mon palier, lui bâillonnant la bouche avec un mouchoir de coton blanc brodé, plié en quatre, car le chiwawa était très extraverti quand il jouissait, surtout en des lieux insolites, où nous risquions d'être surpris. Les tirages de dés décidaient souvent de la suite du scénario, en fonction des attitudes du moment présent et de nos humeurs respectives.

Avec mon Insolante, je prenais tout mon temps pour tourner la clé et refermer la porte derrière nous : mon entrée était déjà un aboutissement en soi, alors que sa sortie était la plus brève possible, car je ne la raccompagnais que rarement à sa voiture au petit matin.

Une nuit, nous avons transgressé le rituel. A Bastille, je me suis installé dans sa voiture et je l'ai directement emmenée dans une soirée. La bulle a éclaté : notre nuit fut banale et convenue. Au petit matin, elle me dit qu'elle me « tiendrait au jus le lendemain ». L'Insolante ne donna plus signe de vie.

Leçon n°2 : frustration et désir

Evaluer le degré de frustration supportable et le seuil à ne pas dépasser ! Là est la clé.

Frustration et désir forment un cocktail détonnant, mais demandent un bon dosage au fil du temps. Trop court, le désir n'a pas le temps de s'épanouir, trop long, il cède la place au renoncement et à la résignation. Bien dosé, par contre, en durée comme en intensité, dans l'avant, la frustration et ses rituels associés rendront l'épanouissement du désir d'autant plus intense et permettront, dans ce partage, une complicité accrue, qui contribuera à faire tomber des barrières, voire même des tabous. Ainsi, les mots changeront de registre, afin de traduire cette frustration commune, pourront devenir crus, sans vulgarité pour autant, et favoriseront un franc-parler qui restera un acquis pour l'après.

Cela consiste donc à mesurer et tester le bon intervalle entre les rencontres, la présence virtuelle durant ces temps, les sujets évoqués, ainsi que l'élaboration des scénarios futurs, des jeux, l'évocation des souvenirs des rencontres précédentes et de ce qui mériterait d'être approfondi et poussé plus loin. De même, en fonction des contraintes de l'un et de l'autre, des envies et désirs, on établira et aménagera la durée des rencontres et leurs cadres.

Pendant, cela consiste à savoir attendre et faire attendre, malgré la force du désir et de la pulsion, même partagée, alors que tout est possible, là, à portée de mains, si je puis dire.

En définitive, que cela soit dans l'avant, le pendant ou l'après, cela se résume à dialoguer et échanger sans restriction, à libérer le langage sous toutes ses formes, sans appréhension et sans jugement.

*

* *

L'avant

Elle s'appelait Lynn, était sensible à l'écriture et à la littérature. Nous fréquentions le même réseau social et elle se manifestait parfois sur mon profil d'écriture érotique. Elle intervenait rarement, mais j'avais été frappé par la justesse des mots qu'elle choisissait pour traduire ses émotions et une certaine attirance, plus ou moins cachée, pas forcément consciente, pour mes écrits en rapport aux relations de domination-soumission. Son profil était assez nu, dénué de photos, sans avatar non plus, sans description ni âge. Son pseudonyme, lui aussi, était intriguant : « A Little More ». Elle avait beaucoup apprécié la série des Chambres où j'évoquais diverses rencontres fictives ou vécues, à la première personne, le plus souvent, et où je m'étais laissé aller à évoquer plusieurs initiations. D'après ses commentaires, ces nouvelles lui parlaient et la faisaient fantasmer, de par le temps qui était consacré au toucher, mais aussi au rapport entre les protagonistes. Son dernier commentaire, sur la Chambre 31 qui évoquait une première fois, elle avait laissé ceci : « Apprendre, servir, subir... » qui faisait référence à une autre chambre, une autre histoire, où l'héroïne portait son prénom. Ce dernier m'intrigua tellement, alors qu'elle ne répondait pas à mon interrogation de manière publique, que je pris mon courage à deux mains et me lançais en message privé, sans grand espoir de réponse de sa part, vu qu'il était 3h du matin quand je me décidais. A ma grande surprise, elle me répondit immédiatement.

Après quelques échanges qui me permirent de savoir qu'elle était parisienne et étudiante en lettres classiques, qu'elle avait lu tout Sade et adoré les films de Pasolini, elle revint d'elle-même sur « Apprendre, servir, subir... ». Cette formulation semblait être devenue comme une obsession chez elle. La confiance s'installant, elle me demanda des précisions sur mes nouvelles, sur leurs aspects autobiographiques, et à mon tour, je lui posais des questions sur elle, sa vie sexuelle, ses fantasmes, ses envies, ses expériences passées et ses frustrations. Nos échanges étaient d'autant plus libres et rapidement débridés, qu'elle m'avait prévenu d'amblé : jamais elle ne me rencontrerait, elle était trop banale et moi trop vicieux et dangereux pour elle. Je dois avouer que ce dernier aveu était très motivant pour moi qui affectionne les défis. Je ne savais pas encore qu'elle était joueuse à ce point. Rapidement, nos échanges se nourrissaient et ma curiosité était piquée par cette jeune femme intelligente, visiblement en demande sensuelle très forte, ouverte à la découverte et si mystérieuse. Nous avions même échangé sur nos habitudes culinaires et il semblait que nous fréquentions quelques restaurants en commun dans mon quartier. Or, une femme qui aime la bonne bouche est souvent très sensuelle. Plus tard, j'apprenais que son prénom n'était pas un pseudonyme. Elle avait donc probablement des origines maghrébines qui n'étaient pas sans me rappeler certains souvenirs lointains, très exotiques et savoureux, que je lui évoquais et pour lesquelles elle se montra plus que curieuse.

La nuit passa très vite, dans des échanges en tac au tac, mêlés de provocations et d'allusions cachées, phrases à double sens, faisant monter ma frustration de mener cette conversation de plus en plus addictive avec une jeune femme que je ne rencontrerais jamais. Cette perspective libérait nos propos, nos lexiques qui dérapaient parfois vers le cru, pour revenir rapidement vers le convenable châtié quand l'un ou l'autre en prenait conscience et en faisait la remarque. Mais immanquablement, ces mots, de plus en plus bestiaux, revenaient et elle les appréciait autant que moi. A l'aube, ni l'un ni l'autre ne montra le moindre signe de fatigue ou d'ennui, mais nos vigilances avaient baissé, si bien que quand elle me demanda d'être plus précis sur l'endroit où je me trouvais, je lui répondis sans restriction et lui donnait mon adresse. Et là, comme dans ma nouvelle, elle me révélait que nous étions voisins, vraiment voisins, et que ce n'était pas un canular. J'étais piqué au vif, regardant par la fenêtre l'immeuble d'en face, cherchant où il y avait de la lumière à 6h du matin, où elle pouvait bien se cacher, nue sous sa couette, son ordinateur sur les genoux, un doigt en elle, comme elle venait tout juste de me le préciser. J'eus beau insister, elle ne me révéla pas son adresse exacte.

C'est là que tout a basculé, à 5h45 exactement, alors que les oiseaux annonçant le lever du soleil se sont mis à piailler. Je l'ai dirigée dans sa masturbation. Je ne sais pas pourquoi, mais je l'ai crue quand elle m'a dit qu'elle suivrait mes instructions à la lettre. Cela devait se traduire aux fautes de frappe qui apparurent, au caractère soudain laconique et décousu de ses réponses, et au temps de latence de ces dernières. Ce sont des petits riens qui changent tout, même derrière l'écran, qui traduisent la réalité de ce qui est en train de se dérouler. En utilisant son index, j'ai dénudé son clitoris, elle y a salivé pour moi et a étalé consciencieusement le suc sur ses lèvres. Je lui ai fait parcourir tout son clitoris, pas uniquement la partie émergée de l'iceberg. Puis, elle a introduit son majeur en elle. En suivant mes commandements, elle s'est arrêtée à la seconde phalange, a cherché et trouvé son point G, cette zone un peu spongieuse, au toucher si caractéristique. C'est alors que j'eus l'idée de m'inspirer du traitement de la douleur, pour mesurer son plaisir, étant dépourvu du toucher, de la vue, et de l'ouïe. Je la guidais dans son massage intime, lui demandant ce qu'elle sentait, si elle avait cette petite boule tout au fond, quand je la fis pousser plus loin l'exploration de son vagin. Elle me répondit par l'affirmative et nous nous y attardâmes quelque peu, provoquant un afflux plus généreux de cyprine qui descendit le long de ses fesses. « Apprendre » son sexe, ses zones plus ou moins sensibles, ses réactions corporelles. Elle avait beau avoir sa fenêtre entrouverte, elle me confia qu'elle avait de plus en plus chaud, qu'elle suffoquait presque. Je lui suggérai d'imaginer mes doigts en elle et mes dents autour de son mamelon. Il y eut un temps qui me parut long sans aucun signe d'elle. Puis, elle se manifesta enfin par un « J'ai joui ». Sur une échelle de zéro à dix, elle avoua après quelque insistance de ma part, qu'elle était montée à huit et qu'elle n'avait jamais été au delà de sept et demi en masturbation et neuf avec un homme. Cela me permit de la questionner sur les âges de ses partenaires. Il y en avait eu peu, et, avec le recul, elle les trouvait trop jeunes, jouissant et éjaculant bien trop vite à son goût. Je regardai l'heure : 6h30, soit presque trois quarts d'heure de doigté vaginal et clitoridien, avec quelques effleurements anaux de surface. Son drap était tâché et humide de sa jouissance.

Elle me réorienta alors vers ma nouvelle et l'opportunité d'une rencontre prochaine s'offrit à moi. Elle voulait jouer le scénario que j'y évoquai d'une dédicace dans une librairie, avec un avantage pour elle : elle avait ma photo. Ainsi, je la guiderais par texto, elle viendrait sans culotte, en m'ayant décrit ses vêtements. A l'issue de la dédicace, elle m'attendrait en bas de l'escalier, m'indiquerait par texto à quel point elle mouillerait, sur une échelle de un à dix. Si je lui demandai, elle s'éclipserait pendant la lecture aux toilettes, s'y masturberait pour moi, me rendant compte de sa progression, pendant que moi, je resterais dans la salle, absorbé par l'auteur et perturbé par ses messages. « Subir » m'avait-elle rappelé. A se demander qui réellement subirait la frustration !

Le soir même, après une nuit blanche passée devant l'écran à échanger avec elle, puis une journée de travail ennuyeuse ponctuée de quelques textos évocateurs, nous l'avons fait, tel que prédéfini dans le scénario élaboré ensemble. Elle était encore plus charmante que je ne l'avais imaginé derrière ses lunettes d'intellectuelle et encore plus sexy dans sa petite robe, cul nu. Néanmoins, croyant l'avoir identifiée quand elle s'éclipsa pour se masturber, j'apportais une légère modification : je quittais à mon tour la salle et descendit l'escalier en bas duquel je l'attendis. Quand elle jouit, à huit, je lui commandais de descendre l'escalier. C'était bien elle et je crus déceler une légère brillance sur l'intérieur de sa cuisse quand elle descendit lentement les marches, sa main droite sur la rampe, sans ses lunettes. Cette coquetterie m'amusa et l'idée qu'elle en avait mouillé sa cuisse m'émoustilla grandement. Plus tard, elle me confia que, malgré sa myopie, elle avait remarqué la grosseur qui se dessinait nettement sous mon pantalon de costume sobre. Lynn m'apprit la signification du mot « Servir » en me suçant jusqu'au petit matin, lors de notre seconde nuit blanche, car je refusais de la pénétrer autrement pour l'instant, afin d'entretenir sa frustration et d'accroître son désir lors de nos explorations mutuelles.

*

* *

Le pendant

Tel est pris qui croyait prendre. C'est ce que m'enseigna un jour ma Novice, à mes dépens et pour son plus grand plaisir.

Notre contrat était simple, comme nous l'avons vu dans le rituel de l'entrée : mon rôle était de lui enseigner et de l'initier, le sien était de mettre à profit mon enseignement et de le traduire en travaux pratiques. Parmi les thèmes abordés, le rapport entre frustration, désir et intensité du plaisir était central, en particulier dans le cadre de nos rituels de punition. Elle était une très bonne élève et je lui disais régulièrement, en particulier à chaque leçon de gorge profonde. Elle avait rapidement pris goût à la fessée et ses dérivés, qu'elle réclamait régulièrement. Parfois, elles étaient prémisses de récompenses. Parfois, je m'arrêtais là et la laissait frustrée, attachée, dans l'incapacité de se soulager elle-même, vacant à mes occupations dans la pièce d'à côté, laissant trainer mon oreille réceptive à ses complaintes et supplications, auxquelles je ne répondais que si je sentais que le manque lui devenait réellement insupportable. En général, le mot clé révélateur de cet état était « Je te hais ! », accompagné du ton bien senti qui allait avec. Arrivé à ce stade, je me devais de bien doser le temps d'attente restant, avant de la soulager en lui prenant le cul, avec force gel, ou de renouveler la fessée pour la distraire un temps de sa frustration.

Ma Novice progressait vite et bien. A chaque leçon, elle retenait l'enseignement et cela se traduisait souvent dès la séance suivante. Après avoir testé divers intervalles, nous avions convenu d'un délai d'une semaine entre nos rencontres. Quinze jours s'étaient révélés bien trop longs : quand enfin nous nous retrouvions, il n'y avait plus de place qu'à l'assouvissement de nos manques et de nos pulsions purement sexuelles. Toutes les autres composantes de nos scénarios et de ses leçons passaient à l'as et cela nous frustrait encore plus ensuite.

Cependant, une fois, j'ai été trop loin dans l'attente et la frustration avec ma Novice. J'avais attendu plus d'une heure avant de la soulager en la pénétrant avec mon sexe. Elle en avait nourri une certaine rancoeur et avait soif de vengeance. Bien entendu, elle ne m'en avait pas fait part : la vengeance est un plat qui se mange froid. Aux deux sessions suivantes, je sentis un vent de rébellion que je m'efforçais de contenir, la punissant par de la frustration supplémentaire, résistant tant bien que mal à mon envie de la prendre comme elle me le demandait, la faisant systématiquement attendre. Mais elle m'amadoua par ses blessures occasionnées par le sport qu'elle pratiquait et j'en oubliais certains rituels essentiels, comme l'autorisation de jouir que je n'exigeais plus, de même que la mesure de l'intensité de sa jouissance après nos rapports.

Ainsi, en bonne élève studieuse et douée, ma Novice sentit cette faiblesse de ma part et s'engouffra dans la brèche. Pour alimenter nos frustrations mutuelles de l'avant, nous avions instauré des cagnottes de fellation pour moi et de fessées pour elle. Ainsi, entre nos rencontres, ces compteurs s'incrémentaient au fil des négociations et en fonction du débriefing de la dernière séance. Seul le décrément était interdit, en dehors de la réalisation de l'acte promis, mais rien ne précisait quand ni comment, ces passages à l'acte seraient réalisés : il n'y avait de date limite de consommation.

Cela devait être notre cinquième séance. Cela faisait trois semaines que nous avions entamé des leçons de sodomie pour laquelle elle s'était révélée particulièrement douée, friande, et même très libérée. Depuis, nous n'avions qu'une idée en tête : recommencer, plus fort, plus bestial, en m'autorisant même une certaine brutalité dans cette pratique qui, d'habitude, requiert plus de tact et de douceur. Puis, elle avait eu une angine, qui nous avait privé des leçons de gorges profondes, que j'affectionne tant. Nous étions donc à une séance très attendue : son cul était en demande et sa gorge en pleine forme.

Durant l'avant, suite à la frustration générée par l'absence de punition de la séance précédente, je lui en avais promise une digne de ce nom, pour laquelle elle me haïrait très fort. Ce fut le cas, au delà de mes prévisions.

A son arrivée, j'abrégeai le rituel de l'entrée, à cause des douleurs persistantes de ses genoux, et l'entraînai rapidement dans la chambre. Entre les deux, elle s'était séparée de tous ses vêtements, m'avait sucé assise par terre dans le couloir, les mains liées dans le dos avec ma ceinture de peignoir. Le jeu de la frustration avait déjà commencé : contrairement à nos échanges de l'avant, j'avais sciemment privé sa gorge de ma semence, estimant qu'elle ne salivait pas suffisamment.

Nue, face au lit, elle attendit quelques longues secondes, avant que je lui bande les yeux, puis encore, avant que je la doigte suffisamment pour qu'elle en mouille l'intérieur de ses cuisses et que je la pousse à plat ventre sur le matelas. Ce fut sa première supplication pour que je la prenne avec mon chibre. Je n'y répondis pas, malgré mon envie pressente de me soulager. Au lieu de cela, je sortis les cordes que j'avais préalablement fixées aux quatre coins du lit, camouflées sous les oreillers et la couette, et lui attachai solidement poignets et chevilles en X.

Elle me supplia d'une voix claire et forte de la prendre. A mon "Non !" catégorique, elle rétorqua par un premier " Maître, je te hais !" qui motiva une première fessée à la main, puis, quand ses fesses furent rosées à point, au martinet plus cinglant. J'entrecoupai de passages de l'instrument sur sa vulve et sa rose, ce qui avait pour effet de lui faire relever délicieusement sa croupe. Quand la tentation de la prendre par le cul dans cette position devenait trop forte, alors qu'elle continuait de s'égosiller à me supplier et de me haïr, ce qui m'excitait encore plus, je reprenais la fessée de plus belle, avec une force proportionnelle à mon désir et ma propre frustration. Le réveil me rappela à l'ordre : il était l'heure de préparer le dîner. Je lui fourrai le cul du godemichet en verre à anneaux, copieusement enduit de gel. Il fut rapidement aspiré. Je la gratifiai de quelques coups de martinet bien placés, dont les claquements se confondaient avec ses "Je te hais !" de plus en plus fort, puis la plantai là, pour m'affairer en cuisine pendant un bon quart d'heure.

Au début, je l'entendis vociférer, incrédule, puis elle se tut, résignée; du moins le pensai-je. Ce que j'avais mal mesuré, c'était à quel point elle me haïssait de ne pas avoir assouvi son désir devenu insupportable de pénétration et de sperme, d'autant plus que sa punition était amplement méritée et qu'elle en avait convenu, avant qu'elle comprenne que j'allais l'abandonner là, attachée sur le ventre, à attendre mon bon vouloir, la laissant seule face à sa frustration. Quand je revins dans la chambre, je la trouvais dans la même position, silencieuse et docile. Croyant que la leçon avait porté ses fruits, je la libérai de ses liens, lui tendis son peignoir et n'attachai pas plus d'importance à son "Je te hais!" renouvelé comme un dernier écho de sa punition. Je ne notai pas l'importance de son refus de me sucer avant de passer à table : la punition l'avait éprouvée et il était grand temps de reprendre des forces. Nous dînâmes tranquillement, puis la séance repris sur le ton des pulsions sexuelles, au fil des réveils horaires, durant toute la nuit.

Je remarquai cependant que, consciemment ou non, elle me privait de fellation. Le lendemain matin, le réveil fut là encore très pulsionnel et bestial, mais dépourvue de rapport buccal, du moins, pas à la hauteur de mes attentes et ma frustration s'amplifiait. Je lui en fis la remarque et elle m'avoua, avec un sourire narquois et provocateur, qu'elle se vengeait de la veille, mais que ma punition était arrivée à son terme.

Dans ma grande nativité, voyant l'heure de son départ approcher, j'en fus soulagé et lui imposai une leçon de gorge profonde, assis sur le sofa, elle à genoux entre mes jambes. Pour pimenter le tout, elle positionna un compte-à-rebours de quinze petites minutes sur son téléphone, « pour ne pas être en retard », me confia-t-elle. Ma tension et mon manque de sa gorge étaient à leur paroxysme, ma main sur sa tête la poussant à aller plus loin et plus vite en témoignant. Or, à chaque aller-retour plus profond, où je sentais que j'allais passer un palier et me rapprochais de l'éjaculation, elle le sentait et se mettait à me parler et à rire de mon désir frustré. Le temps filait, je pouvais le voir s'égrainer sur son téléphone posé sur la table basse, et quand il se mit à sonner, elle me planta là, à un cheveu de mon soulagement et de la libération de mon jus dans sa gorge pourtant prête à l'accueillir. Elle rit aux éclats en me regardant dépité. « Voilà, je me suis vengée d'hier soir ! », me fit-elle, contente d'elle, en pleine rébellion. Satisfaite, ma Novice avait bien intégré et mis en pratique mes leçons de frustration, un peu trop à mon goût, et j'avais bien l'intention de la reprendre en main. Malheureusement, je ne disposais plus du temps nécessaire à une fessée cinglante digne de ce nom. Ma chienne avait gagné la bataille, mais pas la guerre, elle avait encore à apprendre sur le sujet.

C'est donc dans l'après, une fois qu'elle eut franchi ma porte cochère, que j'élaborais cette reprise en main. De plus, elle était proche du stade où il lui faudrait voir comment une autre s'y prenait pour se parfaire dans certaines pratiques et découvrir certains plaisirs liés à la confusion des sens. J'eus donc l'idée de commencer la mise en pratique d'une leçon que nous avions juste évoquée : le trio avec une autre jeune femme. Durant la première heure, elle fut emballée, rêvant de me voir sodomiser cette nouvelle partenaire de jeux, de recevoir une fessée à quatre mains. Pour mieux la torturer et la responsabiliser, j'établis un protocole : elle établirait un questionnaire à destination des candidates qu'elle devrait prospecter, par tous moyens qu'elle jugerait utiles, puis je le validerais, elle me transmettrait leurs réponses et leurs photos, afin que je sélectionne celles que je recevrais seul pour un entretien plus ou moins poussé, dont elle aurait les compte-rendus, avant de planifier le passage à l'acte à trois. L'heureuse élue serait notre invitée, pour une ou plusieurs nuits, pour l'anniversaire de ma Novice, à une échéance de trois mois. La reprise en main était engagée.

*

* *

L'après

La frustration, bien dosée, accompagnée d'un minimum de chance, peut amener à franchir des paliers inattendus et à des découvertes. Ainsi, cela peut être le cas dans une relation à distance, qui, à première vue, apporte trop de contraintes pour que ce type de relation puisse aller plus loin qu'une simple relation de sexe, épisodique, et où tout est à recommencer à chaque nouvelle rencontre. Et pourtant, c'est possible. La particularité de ce genre de relation est que les temps de réelle communion physique sont rares et très espacés. Tous les supports tels que virtuel et téléphone, faisant appel au cérébral et au langage des mots et des intonations, tout au plus, prennent alors une dimension primordiale. La pression est d'autant plus forte lors des rencontres réelles. Dans mon cas, le plus souvent, ces relations sont souvent pimentées par la clandestinité de l'initiée, qui est dans une demande très forte d'apprentissage et de découverte, autant sensuelle que sexuelle.

Dans le cadre de mon travail civil, je me rendais tous les deux mois dans cette ville de province, pour un court séjour en semaine. Nous nous étions connus un soir d'hiver, tous deux flanqués de nos appareils photo, nous suivant de pont en pont, le long du quai, dans la pénombre des réverbères, elle avec un pied, moi sans. Fatalement, arrivés au bout, nous avons engagé la conversation, puis pris un verre dans un bar, puis un second, puis un troisième dans ma chambre d'hôtel anonyme. Après la montée des marches qui me parut infinies, un premier baiser très langoureux contre la porte d'entrée, puis un second accompagné de gémissements et d'attouchements très poussés sur le bord du lit, en plein effeuillage sauvage, puis un soixante neuf mémorable à moitié nus, surtout pour une première fois.

Cependant, ce premier soir, cela n'alla pas plus loin : elle était étudiante en journalisme et logeait dans une pension de jeunes filles très strictes, autant sur les horaires que les bonnes mœurs. Le week-end, elle rentrait à la ferme de son père, non moins strict et catholique pratiquant, n'imaginant pas que sa fille chérie était femme sensuelle et sexuelle, en recherche de sensations et de découvertes avec des hommes de son âge. Pour ma part, je prenais l'avion le lendemain midi. Heureusement, ayant tout autant apprécié nos premières approches que moi, souhaitant échanger et dialoguer sur la photo, elle m'avait laissé son numéro de téléphone, tout en m'interdisant de l'appeler : seuls les textos étaient autorisés, discrétion oblige.

C'est ainsi que nous passâmes un mois entier à dialoguer quotidiennement, d'abord par SMS, puis par mail, nous échangeant des images, les critiquant, parlant de nos vécus respectifs, de nos aspirations et goûts sexuels. Le mois suivant, elle m'autorisa quelques dialogues en direct, derrière l'écran, sur un réseau social. Cette nouvelle interactivité eut pour effet de rendre nos échanges plus intimes et de plus en plus sexuels, avec des échanges plus fluides et conséquents. L'évocation de notre moitié de nuit, de ce que nous aurions pu réaliser ensemble lors de la seconde moitié, de nos ressentis mutuels, de nos manques physiques croissants de nos peaux, nos bouches, nos langues, nos mains, nos sexes, vint rapidement et de manière récurante, entre 21h et 22h. Chaque soir, notre heure était de plus en plus chaude, attendue et frustrante, attisant un désir croissant et inassouvi par nos masturbations solitaires, une fois l'écran éteint. Le décalage se creusait grandement entre notre connaissance intime et mutuelle au niveau cérébral et nos corps, qui ne s'étaient explorés qu'une heure trente, un mois avant, dans la pénombre de la liseuse orientée vers le plafond. A deux semaines de mon prochain séjour, cela devint si intenable, que je lui proposais de l'appeler au téléphone, au jour et à l'heure qui lui conviendraient. Tout ce que j'exigeais de sa part, pour l'instant, était qu'elle soit dans un lieu intime, entièrement libre de sa mise, de ses mouvements et en capacité de parler à haute et distincte voix. A force d'insistance et de frustrations masturbatoires à travers l'écran, elle finit par accepter et me donna rendez-vous pour le samedi en fin d'après-midi : son père serait avec ses potes sur un circuit de motos, elle serait seule dans le corps de ferme isolé à l'orée du bois.

Nos mots avaient évolué. Elle m'appelait "mon lion" et moi, je la gratifiais de plus en plus souvent d'un "ma salope" en plus du "ma lionne" devenu habituel. Partant d'une conversation presque normale, elle me demanda où j'étais et comment j'étais vêtu. A ma réponse "Nu sur mon lit", son ton changea. Elle rejoignit sa chambre, ferma sa porte à double tour, se vêtit de sa plus belle nuisette en soie et dentelle, que je lui avais fait livrer quelques jours plus tôt, et se prit en photo devant le grand miroir de son armoire. Quand je reçus l'image sur mon téléphone, j'eus une bouffée de désir, qu'elle perçut à ma voix vacillante, et elle commença à se caresser les seins en se regardant.

Sur mes conseils, elle avait changé la disposition de sa chambre, de sorte que le pied de son lit soit face à la glace. Elle dégagea son sein droit, pinça son téton en érection et prit une photo qu'elle s'empressa de m'envoyer. En réponse, je lui montrai à quel point mon méat mouillait et mon gland avait gonflé à cette vision. Le premier « Mon lion, je te veux ! » lui échappa et fut rapidement suivi de « Ma salope, va t'allonger sur ton lit, jambes écartées face au miroir. Retire ta culotte et montre-la moi. ». Aussitôt ordonné, aussitôt fait. L'image montrait une belle tâche foncée sur la soie grise.

Empoignant mon sexe d'une main vigoureuse et ferme, je lui commandai de se caresser la chatte, prendre la température de cette humidité à deux doigts, titiller son clitoris à l'aide de son pouce, poser le téléphone à côté d'elle en activant le haut-parleur, et pincer sans ménagement ce téton pointé, comme je l'avais torturé lors de notre nuit. Elle monta d'un cran et jouit une première fois, retenant encore ses cris et ses doigts, par pudeur mal placée. Je l'encourageai à ne pas en rester là, prétextant qu'elle devait attendre mon autorisation pour jouir, ce dont nous n'avions pas encore convenu. Elle obéit sans broncher, introduisant ainsi index, majeur et annulaire tout au fond d'elle, sur mon commandement. Je suivais ses mouvements et sa respiration pour caler mes va-et-vient en serrant de plus en plus fort ma queue à m'en faire mal. La tension était de plus en plus forte, ses cris et ses mots de plus en plus lâchés à m'en crever le tympan. Je décidais de la faire monter et de tenter le tout pour le tout. Je lui ordonnai de recourber ses doigts en forme de crochet et de se concentrer sur cette zone, à deux phalanges, qu'elle avait découvert elle-même depuis quelques mois et qui l'intriguait tant. Je lui envoyai une nouvelle photo de ma main autour de mon dard dressé et au gland brillant et décalotté. Elle me répondit péniblement par un soupir et une image floue de sa vulve enflée et trempée, le bout de son index sur le haut de la photo, cachant son clitoris.

« Ne t'arrête pas mon lion ! Salaud, ne t'arrête pas ! Je peux jouir, Maître ? ». A ces mots, je sentis que nous pouvions passer un palier si je la frustrai un peu plus, la poussai à attendre sur le fil du rasoir de la frustration et de l'explosion du désir. « Non, pas encore ma chienne ! Pas encore ! Attends ! Enfonce tes trois doigts tout au fond, va et viens sans te ménager ! Lâche-toi pour moi salope ! ». A chacun des mots « chienne » et « salope », j'entendis des gémissements dont toute retenue avait disparue. Nous y étions presque. Un premier cri. « Mon lion, s'il te plait ! ». Je me délectai de la sentir monter si haut. « Je coule sur mes fesses ! Salaud ! Je peux venir ? ». Je ne répondis pas tout de suite, me masturbant plus vite, retenant mon sperme qui commençait à entrer dans le canal. « Maintenant ma lionne ! Maintenant lâche-tout ma chienne ! Sois ma Salope ! Lâche-tout pour moi ! ». Ce n'était plus des cris qui me crevaient le tympan, mais des hurlements en continu, puis en saccade. Je giclais sur mon ventre et mes doigts. Un long silence s'ensuivit. Puis, je lui demandai : « Ma lionne, ça va ? ». J'entendis un sanglot étouffé. « Ça va, ma chienne ? ». Nouveau sanglot, puis d'une voix étranglée : « J'ai joui comme jamais mon lion. J'ai... tâché mon drap de dessous. J'ai... giclé. ».

Cela faisait un certain temps que je me doutais qu'elle était fontaine, non encore révélée. A sa voix, je pouvais sentir son trouble, ses interrogations, sa honte face à cette découverte déconcertante pour elle, alors que je ressentais une certaine fierté de l'avoir ainsi révélée à elle-même, avec la frustration de ne pas être présent, de ne pas avoir recueilli son jus sur mes doigts, goûté à son flux. J'aurais voulu l'empaler ensuite et sentir son abondance autour de mon sexe, la faire se déverser sur mon ventre. Elle se mit à sangloter et me confia qu'elle allait devoir changer les draps. Je lui demandais une photo qu'elle me refusa. Sa honte me touchait. Elle ne savait pas encore à quel point ce qu'elle venait de découvrir était merveilleux et prometteur dans son initiation. Mes mots n'y changeraient rien. Je lui envoyai un photo de mon ventre et de mes doigts enduits de sperme. « Oh mon lion, tu as joui pour ta Salope... », me répondit-elle.

Je dus attendre une semaine entière, notre rencontre suivante, dans ma chambre d'hôtel miteuse, pour constater de mes doigts le déblocage que cela avait engendré en elle. Je pus mesurer l'ampleur de ses giclées et m'en régaler. Sentant en elle l'effet que cela me produisait, elle en fut totalement rassurée. Lors de nos longues séparations, elle m'envoya régulièrement des photos de ses draps abondamment tâchés et nous en conçûmes une grande fierté. Puis, un jour, mon affectation changea et je ne revins plus dans cette ville de province. Nous convînmes d'un commun accord que continuer uniquement virtuellement n'avait pas de sens et son initiation prit fin. De temps en temps, je reçois une photo de ses draps, accompagnée de la simple mention « J'ai pensé à toi, mon lion. ».

Leçon n°3 : dialogue des sens

Dialogue et sens au pluriel. Premier constat, hommes et femmes sont constitués différemment et n'ont pas les mêmes sensibilités et les mêmes manières de penser. Pour preuve, demandez à un homme et une femme de regarder leurs ongles et vous comprendrez : l'un tournera sa paume vers lui, pliera ses doigts vers son poignet, l'autre lèvera sa main à hauteur de ses yeux, tendra ses doigts vers le ciel, paume devant elle. Ainsi, d'une manière générale, les hommes sont avant tout visuels, là où les femmes seront plus cérébrales et sensuelles, sensibles à la pression subtile d'une caresse ou d'un empoignement vigoureux, à la voix grave et au ton de l'ordre ou du cri accompagnant la libération du désir.

En premier lieu, il conviendra donc de parcourir ensemble les sens, un à un, pour en découvrir les plus sensibles, leur donner un ordre de priorité, en fonction des situations et des contraintes, ne surtout pas tout focaliser sur les organes génitaux. Mais d'abord, lesquels sont-ils ? D'un point de vue anatomique, la vue, l'odorat, l'ouïe, le toucher, le goût, au sens commun, et j'en ajouterais un sixième essentiel : le cerveau. Sans lui, rien ne se passe, ou si peu que l'ennui viendra tuer rapidement dans l'oeuf la relation. Le cerveau est le premier sens à éveiller et exciter.

Lors de premières rencontres, puis plus tard, à des moments clés, parce que rien ne reste figé et qu'il est toujours temps de découvrir ou de se remémorer, j'aime instaurer des rituels sensoriels, pour lesquels la pénétration est loin d'être une priorité, ni même un aboutissement pressenti. Ils consistent en premier lieu à se découvrir à son ou sa partenaire, s'ouvrir à lui, lui montrer ce que l'on connait déjà de soi, de ses goûts, de ses dégoûts et ses peurs, en fonction des zones. Le temps, là encore, prendra une dimension essentielle, garantissant un parcours le plus éloigné possible de la pulsion et de son assouvissement, dans un dialogue où les réactions de l'autre à cet éveil et cette forme d'exhibitionnisme câlin pourront procurer un plaisir insoupçonné dans cette découverte intime. Aucune contrainte de durée ne sera donc admise pour ce rituel, si ce n'est celle de disposer du temps nécessaire. Lors de ce qu'il est habituel de qualifier de préliminaires, le cadre, les accessoires tels que les vêtements ou sous-vêtements, la mise en scène, sont les bienvenus. Un des intérêts du virtuel est qu'il permet d'orchestrer la rencontre autour de ces sens, dans l'ordre qui conviendra aux partenaires, et en premier lieu, en excitant le cerveau, en utilisant les mots et en acceptant la privation des autres sens pour un temps raisonnable.

*

* *

Le cerveau

Ainsi, cela me rappelle une rencontre qui s'annonçait uniquement virtuelle. J'allais de temps en temps sur ce site à vocation purement sexuelle à des fins d'inspiration et de test de mes scénarios, avant d'entrer dans la rédaction de mes nouvelles érotiques. Ce dernier avait la particularité d'offrir une part conséquente aux écrits se rapportant aux fantasmes et une interface de dialogue interactif ne laissant aucune trace, ce qui, pour moi, était primordial, afin d'éviter le plagiat. Francophone, mais essentiellement canadien, il y était aisé de trouver des interlocutrices très ouvertes, à toute heure du jour et de la nuit. C'est ainsi qu'une nuit d'insomnie, je fis la connaissance de Nelly, que je pris d'abord pour une canadienne se donnant des airs de française, car les canadiens fantasment beaucoup sur les gauloises à la réputation sulfureuse et raffinée. Pour ma part, je dois admettre que les canadiennes sont plus directes et font moins dans la dentelle.

L'annonce de Nelly se présentait ainsi : « Un homme, qui pourrait me faire perdre la tête, je n'ai pas de fantasme particulier, sinon celui d'un ou plusieurs hommes qui savent y faire, avec des pratiques sauvages et animales, sans oublier quand même une part de douceur légèrement teintée de tendresse, j'aime la psychologie, l'imagination, je suis une cérébrale, et j'apprécie que l'on m'accorde de l'attention ... Je vous laisse faire... Mais s'il vous plait arrêtez les messages uniquement centrés sur la soumission et vos scénarios, essayez un peu d'originalité c'en devient lassant, et je ne prends même plus la peine de répondre... Au plaisir de vous lire, ». Elle affichait vingt-deux ans et ne souhaitait que des relations virtuelles. Elle représentait le profil idéal pour ma recherche, correspondant à mon lectorat. Je décidais donc de l'aborder. A trois heures du matin, le choix était restreint, et j'étais en retard dans la rédaction de ma nouvelle que je devais remettre par mail le lendemain, à minuit au plus tard. A l'examen plus approfondi de son album photo, je décelai un goût certain pour la photographie, la lingerie, le corps, le beau.

Je l'abordais donc en dialogue en direct, dans l'idée que comme pour la plupart, elle ne répondrait pas, mon scénario en tête à valider et peaufiner. A ma grande surprise, elle répondit à mon invitation immédiatement après avoir consulté ma fiche. Ma description, qui rebute ou effraie la grande majorité des femmes qui fréquentent ce genre de site, l'avait accroché et lui posait question : « Brun cheveux longs eurasien, aimant la femme, les femmes tout simplement pour leur beauté et le plaisir qu'elles nous apportent et que j'espère leur apporter. Cérébral et animal, instinctif et analytique. Pour des jeux subtils et ludiques. Très forte libido, à la fois sensuel et bestial. Pour une relation intense, tendre, sensuelle, sexuelle. Je suis un dominant sensuel. ».

Malheureusement, je n'ai plus de trace de nos tous premiers échanges, mais il est clair dans mon souvenir qu'ils ont été nourris et que la nuit fut blanche pour tous les deux, passée à nous découvrir et nous émoustiller en évitant soigneusement le pathétique d'une masturbation virtuelle, ou encore pire, une webcam. Seuls nos mots nous maintinrent éveillés et en haleine jusqu'à 7h30, heure à laquelle elle dut prendre congé pour participer à un concours hippique, car, en plus, elle pratiquait l'équitation à un très bon niveau. De mon expérience, les femmes qui ont exercé ce sport, tout comme la danse classique, ont une faculté particulière à la sensualité et une conscience, y compris très sexuelle, de leur corps. Une ex m'a même confié qu'en équitation, le clitoris était régulièrement sollicité et qu'il lui était souvent arrivé de mouiller sur son destrier, y compris en concours. La fin de nuit, jusqu'à l'aurore, fila, dans nos confidences et attouchements cérébraux, moi oubliant mon scénario et ma nouvelle, elle, de dormir avant son concours.

Dès 11h25, à peine éveillé, mon premier bol de café en main, je me reconnectai sur le site pour lui écrire un premier mail :

« Bonjour Nelly,

Petit réveil comme je les aime, après trois heures de sommeil, juste pour laisser le corps récupérer quelques forces, l'esprit embrumé, entre deux eaux, le sexe très en forme et cette envie, en tendant la main vers l'oreiller, de tomber sur ta nuque, la humer, la sentir avant de me coller à toi, derrière toi. Me frotter en ondulant des hanches entre les tiennes, sentir les tiennes se mouvoir doucement et m'accompagner dans un ressac prometteur. Puis ta main prendre la mienne et m'entrainer sur tes lignes, tes courbes, me faire sentir l'effet que je te fais dans ce demi-sommeil.

Voici donc dans quel état je suis, sous ma couette odorante de cette nuit. Et de me souvenir de cette douche que tu as prise avant de partir en trombe à ton concours hippique. Cette douche que je voudrais que tu me racontes à ton retour, que je puisse m'imaginer nu, debout devant toi, te regardant te masturber, regardant l'eau glisser sur ton corps à fleur de peau, tes doigts fureter, explorer ton plaisir, ton désir de me sentir en toi, ton désir de moi.

Raconte-moi si l'effet a perduré, y compris pendant ton trajet, pendant ton concours même. Qui sait à part toi ?

Je me recouche, me rendors pour un prochain réveil...

Daniel »

Je pris soin de régler un réveil pour 15h, dans l'idée qu'elle se connecterait à son retour, oubliant totalement mon écriture et la remise de ma nouvelle, à peine commencée, pour minuit. Effectivement, comme je l'avais imaginé, à 14h30, elle me répondit sur le même ton, dans un français parfait :

« Bonjour Daniel,

Lorsque je ferme l'ordinateur je me sens troublée, j'ai l'impression de ne plus vraiment me contrôler... Une, deux, trois...je respire profondément en essayant de me concentrer... Enfin je me lève, j'ai quelques courbatures dans le bas du dos, merde... Un pied, l'autre, j'ouvre ma fenêtre, et prends plaisir à respirer l'air frais de dehors... J'arrive dans ma salle de bain, mécaniquement je me déshabille, je croise mon reflet dans le miroir, je me souris toute seule... J'ouvre la douche, et frissonne aux premières gouttes d'eau, un peu froides, qui hérissent ma peau doucement... Ce frisson m'en rappelle d'autres, et petit à petit je me remémore notre conversation... Les dernières choses que tu m'as dites...

Mais je ne veux pas plonger là-dedans, pas maintenant, et j'attrape ma bouteille de shampooing... Le liquide glisse entre mes doigts, et dans mes cheveux, il se transforme en mousse délicate... Ce geste sensuel, les bras relevés et les mains dans les cheveux... Je me vois toujours dans la glace, silhouette troublée par la vitre opaque, j'ai l'impression de me redécouvrir...

Je me rince, l'eau coule de ma tête jusqu'à mes pieds, glissant le long de ma peau, suivant les courbes délicates d'un corps... Je surprends mes doigts effleurer ces mêmes lignes, dans le creux que forme ma hanche avec mon ventre... Je frissonne, encore...un coup d'oeil paniqué sur l'horloge 7h30, je suis en retard. Je coupe l'eau, attrape une serviette blanche à la volée, m'habille en trombe, maquillage, coiffure, ne rien oublier, courir se dépêcher, mais une partie de moi reste encore accrochée à mon écran... J'arrive dans l'entrée, mon sac sur l'épaule et ma bombe sous le bras, je souris dans le miroir, je te souris à toi.. »

A 15h, mon réveil, que j'aurais voulu exploser contre le mur, m'extirpa d'un rêve fort agréable : je devais écrire, au risque de ne pas répondre à l'appel à textes dans les délais et de déclarer forfait. J'ouvris machinalement l'ordinateur et me connectai au site avec impatience. Ses mots m'enchantèrent et je ne pus résister au désir impérieux de lui répondre avant même mon bol de café :

« Bonjour Nelly,

Après ce second réveil, j'aime te lire et merci pour le favori. Je dois dire que je l'attendais comme une évidence.

Tu devrais te coucher. Te coucher et penser à mon corps chaud contre le tien, nu, mes lèvres sur ta nuque, ma respiration et ton odeur dans mes narines. Toi, lovée en chien de fusil contre moi, mes bras t'entourant comme pour te protéger. J'aime ce que tu as ressenti sous ta douche, cette urgence et ce retard, ce regard dans la glace embuée. Je vois tes gestes dans tes cheveux mêlés de shampoing. Beau geste très féminin, puis ta tentation, ta main sur ta hanche, dans le creux, sur le point de craquer. J'y pense, tout contre toi, ta peau, si douce et blanche. Oui, tu es belle dans le miroir avec ta bombe sous le bras, fraîche et maquillée. Et moi de t'imaginer, nue ou presque, juste avant. Mon envie de toi, de te mettre encore plus en retard, de te plaquer contre ce miroir, que tu puisses nous regarder, moi derrière toi, contre toi, impérieux.

Endormons-nous pour mieux nous réveiller, dans quelques heures, trois tout au plus. J'ai envie de toi... au réveil... »

Cette correspondance devint rapidement quotidienne et autant nocturne que diurne, avec un premier mot qui n'appartiendra qu'à nous : « pim ». Je remis ma nouvelle en catastrophe, à peine relue, juste avant minuit, et, à mon grand étonnement, elle fut prise. L'anecdote, quand je finis par lui avouer le surlendemain, la fit bien rire. Alors que je ne savais même pas à quoi elle ressemblait dans la réalité, que je n'avais aucun espoir de la toucher avec ma peau un jour, que je l'imaginais de l'autre côté du plus grand océan du monde, elle m'avait inspiré l'écriture de cette nouvelle, écrite d'un trait en quelques heures de forçat abreuvées de bols de café noir. C'était un 7 novembre. Nous échangeâmes nos mots quotidiennement pendant un mois entier, aiguisant nos sens et leurs affinités, jusqu'à notre première rencontre, sous la forme d'un jeu de cache-cache que nous orchestrâmes ensemble, dans le dédale des allées d'un marché de Noël, elle dégustant des Churros comme seul indice de reconnaissance, moi, armé de mon appareil photo, tentant de la démasquer.

Mais ceci est une autre histoire, celle de nos premiers regards, puis de nos premiers effleurements, nos premières paroles et nos premiers baisers, au détour d'un marché parisien, un dimanche matin, car nous étions presque voisins de longue date sans le savoir.

*

* *

La vue

Ce sens m'inspire plusieurs histoires assez différentes par la personnalité de leurs protagonistes.

La première est le rapport au regard de l'autre, à travers la photographie. J'en reviens donc à Nelly, qui nourrissait une passion, au moins aussi dévorante que la mienne, pour cet art récent. Cela commença dans nos échanges par la critique mutuelle de nos productions, en particulier des paysages urbains et des portraits. Nous nous donnions à voir à travers nos regards propres sur le monde qui nous entoure. Ces échanges étaient nourris et passionnés, non dénués de critiques et de joutes, comme deux amants le feraient en préliminaire, à moitié nus, sous la chaleur d'une couette immense. Avec le recul, il me paraît clair que ces échanges nous ont rassurés sur le regard que nous porterions l'un sur l'autre, sur nos physiques. D'ailleurs, dès nos premières nuits, nous avions travaillé la lumière d'ambiance, joué avec la lumière du dehors et des réverbères sur nos corps en ombres chinoises, jusqu'à en arriver au point ultime où nous nous sommes pris successivement en photo, nus, l'un l'autre, pour immortaliser nos regards autant que ces instants partagés dans notre bulle. Aujourd'hui, je ne sais pas si elle a conservé ces images. Pour ma part, je les regarde de temps en temps, car elles restent à portée de mains, d'yeux, pour ces moments de nostalgie d'un bonheur passé, mais qui fut bien réel. Cette pratique à laquelle je rechignais avant, restant toujours derrière l'objectif et refusant de figer ces instants de réelle intimité, parce qu'ils ne sont pas exposables et sont destinés à rester dans l'intimité la plus confinée, il m'arrive d'y céder, dans une nouvelle démarche inédite pour moi : le souvenir qui pourra être partagé. La seule contrainte que j'impose à ce jeu du regard est que les images conservées devront être travaillées, non pornographiques, évocatrices tout au plus, validées à postériori par les partenaires et récupérées par les deux. Ainsi, elles deviennent un gage de confiance mutuelle et sa manifestation concrète de l'absence de jugement. Nelly est l'une des rares personnes à m'avoir photographié dans l'intimité la plus totale, la plus nue, à avoir su capter autant mon regard que mes pieds qu'elle adorait, alors que je ne m'étais jamais posé la question sur leur beauté et encore moins sur leur capacité de séduction. Ce rapport à l'image fut certainement une étape décisive dans notre relation et notre cheminement inconscient vers ce Nirvana tant recherché par certains. Nous réalisâmes trois séries de prises de vue, durant trois nuits que nous savions inoubliables en les vivant.

La seconde histoire est presque à l'opposé et se rapporte une nouvelle fois au virtuel. Nous avions été touchés par nos mots. Il faut dire que nous étions tous deux auteurs et que la langue nous était coutumière, voire même quotidienne. Assez rapidement, un jeu sensuel, parsemé de phrases à double-sens, s'était instauré dans nos échanges. Nous avions refusé la webcam, préférant nourrir le jeu du mystère jusqu'à son paroxysme : la première rencontre dans le monde réel. C'est ainsi que nous élaborâmes un scénario dont l'objet était la privation de ce sens, dans la ferme intention de mettre à exécution ce fantasme, avec la prise de risque maximum de l'inconnu, dans l'acceptation totale d'un échec cuisant et fort probable.

Cette femme avait déjà vécu une première vie, fondé un foyer avec des enfants qui avaient grandi et avaient fini par partir vivre leur vie, quitté un mari avec qui elle ne partageait plus que le quotidien et la maison achetée à crédit. L'un et l'autre avions ce besoin de vivre intensément, sollicitant nos sens dès les premiers instants, sans à priori, et surtout sans prendre le temps de falsifier la relation par des sentiments qui érigeraient des barrières à nos imaginations fertiles. Il fut convenu qu'elle prendrait une chambre d'hôtel, dans un trois étoiles, pour le confort. Elle la choisirait sur cour, y ferait le noir complet, la parfumerait. De mon côté, je m'occuperais d'un encas fin et gourmet, agrémenté d'un vin de champagne de bonne facture et de nourriture qui pourrait se déguster de manière ludique avec les doigts. J'optais donc pour du grec.

Nous n'avions échangé que des photos de morceaux de nos anatomies, prenant un soin particulier qu'en les assemblant, il soit impossible de reconstituer l'ensemble. C'est ainsi qu'en milieu d'après-midi, par une belle journée ensoleillée d'été à la lumière chaude et éblouissante, j'entrai dans cette chambre exiguë mais cossue, plongée dans une obscurité totale, où régnait une légère odeur de fumée de cigarette. Avant de fermer la porte derrière moi, je distinguai à peine une silhouette féminine assise au bord du lit, encore chaussée de talons hauts. Il avait été convenu que je claquerais la porte rapidement, déposerais mon sac à dos, me dévêtirais en ne conservant que mon boxer. Je m'exécutai comme prévu, débouchai la bouteille de champagne, me guidai de mon index pour ne pas en renverser en remplissant les flûtes qu'elle me tendit l'une après l'autre. Sans un mot, nous goûtâmes à nos lèvres au champagne, tendirent l'oreille à nos premiers soupirs, frémirent de nos premiers effleurements, prenant soin, dans un premier temps, d'éviter nos zones sexuelles, nous interdisant les mots, pour laisser la place entière au toucher, le goût et l'ouïe. Nous attendîmes bien sept heures avant de découvrir nos visages, alors que nous avions fait l'amour et fumé chacun notre tour à la fenêtre de la salle de bain attenante à la chambre. Cette première rencontre fut l'une des plus émoustillantes et excitantes qu'il m'ait été donné de vivre. Encore aujourd'hui, elle m'inspire parfois des écrits.

La troisième histoire est en rapport avec l'image du couple, dans le présent, le pendant, en temps réel, sur le modèle des miroirs que l'on trouvait dans les chambres des bordels du siècle dernier, au plafond, surplombant la couche, souvent ornés de dorures et de velours rouge carmin. Dans certains hôtels japonais, les love-hôtels, il n'est pas rare de retrouver ce type de configuration. Malheureusement, ce concept n'était pas encore arrivé jusqu'à nos contrées pudibondes. Avec Elisabeth, nous étions dans un mix sexuel, bestial, et excessivement créatif. Nous discutions énormément de nos fantasmes, nos envies, sans complexe, et il nous arrivait souvent d'élaborer la décoration et la disposition de nos ébats longtemps à l'avance. Cela participait grandement à la montée du désir de l'avant, et son explosion durant le pendant. Dans l'après, nous nous lancions dans une analyse critique du dispositif et les moyens de l'améliorer.

C'est ainsi que l'idée de la caméra nous est venue. J'avais installé de manière permanente dans un coin de la chambre une caméra, alimentée d'une cassette vierge, sur un pied, afin qu'elle soit légèrement surélevée en plongée sur le lit, avec une vision d'ensemble, prise de son activée. L'effet visuel choisi était le sépia, afin de marquer une rupture visuelle et donner une dimension onirique à l'image. Le vidéo-projecteur était disposé au pied du lit, branché à la caméra, et retransmettait en direct nos ébats sur le plafond, quand l'un ou l'autre d'entre nous jouait avec la télécommande, qui avait trouvé sa place sous l'un des oreillers. Celui de nous deux qui se retrouvait sur le dos pouvait ainsi jouir du spectacle dans le feu de l'action, donnant libre-court à ses instincts, autant voyeurs qu'exhibitionnistes, avec cette image prise sous un angle extérieur à la scène. Parfois, nos ébats filmés s'agrémentaient de jeux et stratégies de changements de positions, afin de bénéficier de cette vue imprenable. Pour compléter le tout et offrir une autre vision, pour un montage plus dynamique dans l'après, je disposais l'ordinateur et sa webcam sur une chaise, à proximité, nous offrant un angle latéral. Juste après, dans les effluves encore vivaces de nos orgasmes, malgré l'épuisement physique, le simple fait de visionner ensemble, allongés sur le dos, peau contre peau, nos rushs encore tous chauds, nous redonnait du cœur et du corps à l'ouvrage. Dans l'entre deux rendez-vous, le montage, puis notre partage du film de nos ébats entretenaient grandement notre faim mutuelle et notre imagination fertile. Autre gage de confiance indispensable, au même titre que pour les photographies que nous avons pu réaliser au moyen d'un dispositif similaire, ces vidéos ne sont jamais sorties du cadre strictement intime, même des années après, alors que nous en conservons chacun une copie. Cependant, parfois, il m'arrive de les visionner, pour raviver le souvenir et me parfaire dans certains motifs de Shibari, dont nous avions la pratique courante, mais ceci fera l'objet d'une autre leçon.

*

* *

Le toucher

Le toucher est le sens le plus évident avec la vue. Et pourtant, le plus souvent, on ne lui laisse pas assez de temps pour s'épanouir. Dans le tantrisme, il est courant de se toucher pendant des heures, cette pratique pouvant mener à l'orgasme sans pénétration aucune. Au contraire, certaines pratiques plus vigoureuses et dynamiques auront pour effet de sensibiliser certaines zones et de les rendre plus réactives. C'est le cas de la fessée, par exemple, que nous aborderons dans une autre leçon. Ainsi, ce sens est un indispensable incontournable, auquel il conviendra d'attacher (au sens propre comme au figuré) la plus grande attention. Travailler le toucher, c'est travailler les contrastes, en prenant le temps, la lenteur, avant la furie, la bestialité, par tous les moyens à disposition, dans toutes les circonstances possibles.

Avec Elodie, j'ai poussé l'expérience à son comble au tout début de notre relation. Nous sommes encore aujourd'hui convaincus qu'elle a permis une explosion durable de tous nos sens par la suite. Nous nous étions rencontrés lors d'une exposition, en nocturne, à Beaubourg. Au fil de l'exposition Klein, nous nous suivions, nous regardant en coin, ajustant nos pas quand l'un passait une salle plus vite que l'autre. Si bien qu'à la librairie, nous nous sommes retrouvés, à la fermeture du musée. C'est le gardien qui nous poussait vers la sortie avec une insistance exagérée, qui nous permit d'engager la conversation sur un ton humoristique : il nous avait cru en couple ou du moins ensemble, car nous nous étions rebellés de concert devant sa vindicte. Nous avons descendu l'escalator côte à côte et engagé la conversation sur les bleus dans lesquels nous venions de nous perdre avec volupté. Elle était sensible à l'art et à sa manière de regarder et de se mouvoir, je pouvais déjà percevoir une sensualité à fleur de peau. Arrivés au rez-de-chaussée, là encore poussés par le collègue du premier gardien, nous décidâmes de nous restaurer dans un établissement de ma connaissance, raffinée et au décor cosy à souhait, non loin de chez moi. Nos discussions et nos regards nous poussèrent jusqu'à la fermeture de ce dernier, où, une fois encore, nous fûmes poussés vers la sortie par un serveur impatient de boucler sa soirée. Nous avions dîner au champagne, la température extérieure était fraiche et les terrasses des bistrots environnants rangées. Tout naturellement, Elodie monta pour un dernier verre qui dura toute la nuit, sur mon canapé, à caresser nos jambes, à moitié allongés en quinconce. Au petit matin, nous nous trainâmes dans mon lit, entièrement nus, en chien de fusil. A midi, dans un demi-sommeil, nous nous embrassâmes pour la première fois. Ce manège dura un mois entier. Plusieurs fois par semaine, Elodie me rejoint chez moi, passa la nuit dans mon lit, dans mon bain, dans mon salon, nue, déambulant sur la pointe des pieds, massant chaque partie de mon corps, centimètre après centimètre, avec ses mains, ses lèvres, sa langue, son corps tout entier, avec le gel, l'huile, sur des rythmes de blues. Nous allâmes dîner dehors, nous caressant sous la table en attendant les plats. Un mois durant, nos corps s'apprirent et s'apprivoisèrent d'un point de vue strictement cutané, faisant monter ce désir de pénétration comme une éruption volcanique que l'on prépare avec patience. Puis, les massages devinrent intégraux et intimes, très intimes. Nos respirations, nos voix, avaient appris à se libérer ensemble, nous avions affûté nos goûts et apprécié nos fluides respectifs. Nous savions que nos libidos étaient en osmose, nos aspirations sexuelles plus que compatibles, nous connaissions parfaitement chaque zone érogène de l'autre, chaque tabou, chaque blocage, chaque fantasme, et ce manque mutuel que nous avions entretenu sciemment n'était qu'une préparation minutieuse et patiente d'une éruption bestiale qui dura deux ans. Notre première nuit, totalement libérée et débridée, dura cinq nuits et jours.

Avec Nelly, durant nos jeux d'approche, j'avais compris qu'un volcan bouillonnait en elle, mais qu'elle avait besoin d'être apprivoisée avant de se donner vraiment. De plus, au vu de notre différence d'âge, de ses aspirations à apprendre, et de la clandestinité de la relation qui s'était mise en place, je choisis un lieu neutre pour nos nuits : un hôtel de charme bien situé et de bon goût, dans un cadre à la fois calme et historique. Nous avions commencé par les mots, l'écrit, puis le jeu et la vue. En ce premier dimanche du mois, nous avions abordé tout juste le toucher, par son bras au mien, dans la rue, après le marché, nos premiers baisers dans un café en arrière-salle, puis contre une porte cochère. Elle se montrait à la fois farouche, avant le premier contact de nos peaux ou de nos lèvres, et enfiévrée dès le premier baiser, basculant dans l'animalité la plus totale, comme si, en effleurant son clitoris sous son jean ou sa jupe si sage, j'actionnais un interrupteur à « On ». Cette jeune femme de bonne éducation, bien sous tous rapports, férue d'équitation, de danse et de musique classique, était du scorpion, un signe éminemment sexuel, tout comme le lion que je suis.

Notre première nuit commença dès sa sortie de cours, à 17h30. J'avais apporté quelques accessoires : des bougies pour l'ambiance lumineuse, une demi-bouteille de champagne pour le goût, du gel de massage pour la fluidité et ne pas user prématurément nos peaux, du bain moussant à la rose ancienne pour la relaxation. Nous avions passé trois semaines sans nous voir, faisant monter le désir et la frustration par notre correspondance. En ce mardi 8 janvier, notre impatience était à la mesure de notre désir entretenu pendant tout ce temps de l'avant. Dans cette mise en scène, nous avions veillé à mettre l'accent sur le caractère clandestin de notre rendez-vous. Ainsi, elle vint me rejoindre directement à la chambre, après quelques échanges par texto dans lesquels je lui donnai le numéro et l'étage.

Elle se présenta chargée d'un gros sac noir à l'épaule, splendide, essoufflée, les joues rosies par le froid extérieur, les yeux brillants d'impatience, ses longs cheveux d'or encore enroulés dans un chignon de danseuse, qui dégageait sa nuque d'une rare sensualité. Nous déshabiller nous prit deux bonnes heures, vêtement après vêtement, bien que j'aie poussé le chauffage à fond. A 20h, nous nous embrassions langoureusement, allongés sur le lit, elle en tanga et soutien-gorge, moi en boxer. Puis vint le temps du massage promis et tant attendu. Il me fallut insister et user de stratagèmes pour obtenir qu'elle me découvre ses petits seins aux pointes érectiles. De son côté, elle se dandina de telle sorte qu'elle les couvrit de ses mains qui venaient à peine de prendre connaissance de chaque parcelle de ma peau, y compris sous mon boxer, durant notre baiser. Puis, elle se mit sur le ventre, j'étalais le gel que je réchauffais dans la paume de mes mains et je commençais à m'occuper de sa nuque, son dos, ses bras, sa cambrure qui trahissait son désir refoulé d'un intégral. Ce massage en profondeur la faisait soupirer de la même manière que lors de notre baiser poussé. Je tentai de dégager ses fesses musclées, mais elle fit mine de refuser. Je contournai l'obstacle rapidement, sans qu'elle rechigne plus avant, et le massage devint intégral, avec mes doigts, puis ma langue et mes lèvres. Petit à petit, il se transforma en long cunnilingus et finit de libérer sa voix.

Un peu plus tard, ce fut à son tour de me masser, lors d'une première leçon, car elle pensait ne pas savoir. Je conservais mon boxer, même quand elle insista pour l'écarter pour mieux enduire mes fesses. Malgré mon refus, elle contourna l'obstacle sans réelle difficulté. Ces massages, entrecoupés de pauses cigarette et champagne, conversations enflammées, et baisers langoureux, se prolongèrent jusqu'à minuit passé. Nos pores étaient saturés de gel, les tapisseries de la chambre de nos soupirs et nos cris, nos sexes usés de masturbation mutuelle, nos lèvres irritées de nos baisers. Alors que je commençais à renoncer, me disant que notre première nuit serait uniquement sensuelle, ses mains repoussèrent mon boxer jusqu'au pli de mes fesses, libérant mon sexe et le guidant à l'entrée de son antre. Il me fallut forcer plus qu'à mon habitude, avant que son intimité m'accueille dans un cri libérateur avec un mot, un seul : « Enfin ! ». Puis, vint le bain tant fantasmé durant trois semaines, à 2h du matin. Elle refusa que je l'y prenne, préférant nos peaux, nos rires, jusqu'à ce que sa température décroissante nous poussa à en sortir et nous frictionner mutuellement avec les grandes serviettes éponge parfumées. Cette nuit-là, nous eûmes plusieurs premiers réveils, libérés de nos consciences encore endormies. Les occupants des chambres voisines s'en souviennent probablement encore. Notre premier petit-déjeuner à la chambre fut frugal en nourritures terrestres et copieux de nos éveils corporels et sonores. A 8h pile, après une douche rapide, sur le point d'être en retard, elle quitta la chambre précipitamment, chargée de son gros sac.

Par la suite, chacune de nos rencontres fut orchestrée de cette manière, pour sa première partie, dans un rituel d'approche et de réacclimatation de nos peaux, nos bouches, puis nos sexes, en passant par le goût. Il nous fallut encore attendre trois longues semaines avant de renouveler cette première nuit, à deux reprises, nous en laissant une entre les deux pour reprendre des forces et reposer nos peaux de nos massages intégraux. J'appris beaucoup avec Nelly, car elle sut dompter mon impatience par son toucher, sa pudeur cutanée mêlée d'une véritable fureur. Entre nous, il reste, encore aujourd'hui, un fil invisible que ni l'un ni l'autre ne parvient à rompre. Ce Nirvana tant convoité était à notre portée, mais c'est une autre leçon.

*

* *

Ces deux sens, d'un point de vue anatomique, sont intimement liés et essentiels. Ils sont souvent sous-estimés, alors qu'une simple odeur intime peut rapidement se révéler rédhibitoire et faire tomber toute excitation, alors qu'à l'inverse, d'autres peuvent exacerber au centuple le désir. N'oublions pas que chez nos congénères mammifères les phéromones ont un rôle prépondérant dans le choix des partenaires et la démonstration de leurs bonnes dispositions à l'égard du futur élu. L'odorat est sans doute le sens le plus insidieux et le plus primitif qui soit. C'est un peu comme pour un bon plat mijoté avec amour depuis la veille au soir à feu doux : l'odeur met en appétit, avant même le dressage. Ainsi, il conviendra de soigner l'odeur corporelle, messieurs, dans l'avant. Pendant, au contraire, toute manifestation d'une excitation intense sera souvent la bienvenue, telle que la sueur. Les deux mêlées donneront une combinaison imprévisible qui pourra avoir un effet explosif, dans tous les sens du terme. Du côté des sécrétions, il en va de même, avec un cas particulier : le sperme. Le goût et l'odeur de ce dernier changent en fonction de l'alimentation. Souvent trop salé, il pourra rebuter la partenaire. C'est là qu'une pratique de plus en plus à la mode, trouvera un de ses intérêts : la gorge profonde. En effet, en dehors de ses aspects particulièrement excitants, pour ceux qui aiment la fellation, l'afflux de sécrétions assimilées à l'intensité du désir, elle présente un énorme avantage pour sa pratiquante : l'absence de goût et d'odeur en cas d'éjaculation du partenaire. Je ne saurais donc trop conseiller cette pratique, en dehors même de sa symbolique cannibale et primitive, associée au concept même de domination et de soumission, mais nous y reviendrons dans la leçon sur les postures. De même, beaucoup de femmes se plaignent du peu d'entrain de leur partenaire à pratiquer le cunnilingus. En dehors de certaines périodes associées à la lune et certaines déviances que je n'aborderai pas ici, ces hommes ont tord et ils devraient se rappeler plus souvent d'un principe fondateur de ce type de relation : la réciprocité, qui se traduit, du côté du dominant, par l'écoute et l'attention. Rien n'est plus gratifiant que de transporter sa partenaire à l'orgasme et au-delà par un simple jeu de langue et de lèvres bien amené. Nous y reviendrons dans la leçon sur le langage et les postures.

*

* *

L'ouïe

L'ouïe, ce sens trop souvent contraint et étouffé, par souci des convenances et des voisins. Il est pourtant en rapport très étroit avec les autres, en particulier la vue et le toucher. Ainsi, une simple respiration peut s'avérer renversante, en lien direct avec une caresse ou un baiser.

J'ai le souvenir de cette violoncelliste, que j'avais connue dans le cadre d'une série de portraits sur les artistes et la création. Elle entretenait un parallèle très étroit entre la musique et le sexe. Son rapport à son instrument était extrêmement charnel au point que souvent, pendant l'acte et même après, j'avais l'impression surréaliste d'être son instrument de musique. Quand je la prenais, ou même, quand nous nous masturbions mutuellement, dans la pénombre des bougies odorantes, nous suivions instinctivement le rythme de la musique d'ambiance, dont la playlist avait été scrupuleusement préparée par ses soins dans l'avant. Quand elle me suçait profondément et longuement, en suivant les basses, le bruit de succion, que l'afflux de salive entrainait sur ma verge, m'excitait au moins autant que la sensation de mon gland décalotté butant contre sa gorge. Mes cris et mes mots crus, accompagnant la montée de l'orgasme, la motivaient autant que ma main sur sa tête, et l'oeuf vibrant que j'actionnais au moyen de la télécommande sans fil. Avec la musicienne, nous travaillions nos gammes à chaque début de rencontre, puis notre phrasé, une fois nos corps échauffés, et enfin le concerto.

Je me souviens aussi de la Novice. Le silence l'angoissait et la stressait au plus haut point, même si ses cris couvraient le plus souvent la musique d'ambiance, que j'avais pris soin de mettre en route dès qu'elle sonnait à l'interphone, dans chacune des pièces où les scénarios de son apprentissage et de ses leçons allaient se dérouler. Je lui ai appris à crier, sans peur ni des voisins, ni de mon jugement, laissant libre court à la libération de ses extases. Auparavant, elle retenait ses cris et ses mots, par peur du regard de son partenaire. Je lui ai appris à me masturber bruyamment avec force gel, dans l'avant ou l'après, lui donnant à écouter le son de sa bouche lors de nos leçons de gorge profonde. L'enregistrement de ses cris vint naturellement au bout de quelques séances, le temps que la confiance soit suffisamment installée pour qu'elle n'ait aucun doute sur leur utilisation. Je lui avais parlé du gag de Serge Gainsbourg à Jane Birkin : il avait placé un micro sous leur lit et l'avait enregistrée lors d'une sodomie. Ce sont les cris que l'on entend distinctement dans une de ses chansons qui fit un tabac. Cette mauvaise blague avait valu un mois entier d'abstinence à son auteur en représailles. Avec ma Novice, j'étais incapable d'autant d'abstinence, et elle le savait

Le son, c'est aussi les bruits, surtout quand on est privé de la vue. Ainsi, lors de ses punitions, de ses fessées, il m'arrivait de lui bander les yeux, après lui avoir montré les divers accessoires dont je serais susceptible de faire usage : martinet, spatule, ceinture, cordes, sans oublier mes mains, gantées ou nues. Le jeu consistait à reconnaître au son l'ustensile utilisé durant la fessée. En cas de bonne réponse, elle était récompensée d'une masturbation bruyante et débridée, dans une posture impudique et provocante qu'elle ne pouvait qu'imaginer, avec son sex-toy préféré, auquel elle avait donné un prénom. Réécouter les enregistrements des claquements sur ses fesses, de ses cris, de mes gloussements, une fois rentrée chez elle, ravivait le souvenir de cette punition qu'elle avait appréciée et qui l'avait conduit à l'orgasme, à califourchon sur ma table basse. Par contre, elle ne souhaitait pas écouter la prise de son brute, juste après l'enregistrement. Peut-être me confiera-t-elle pourquoi un jour, quand ses leçons seront terminées et que son éducation sera achevée.

Leçon n°4 : boules de Geisha et autres jouets

Les jouets sexuels sont des accessoires qui sont faits pour agrémenter les jeux. Ainsi, l'homme n'aura pas à en avoir peur, à se mettre en concurrence avec eux, et la femme devra le rassurer sur ce point : comme dans la plupart des pratiques, la motivation est essentielle. De même, le terme « jouets sexuels » ne se restreint pas aux seuls sex-toys vendus dans les sex-shops ou magasins plus convenables consacrés aux plaisirs des couples. Souvent, le détournement d'un objet du quotidien fait bien plus d'effet, que ce soit dans l'avant, le pendant et l'après, aux deux partenaires. De même, ils ne devront pas être uniquement centrés sur les parties génitales. Il est à rappeler que dans le Kamasutra, il est explicitement évoqué l'utilisation de jouets en bois, en précisant que la femme devra avoir des compétences d'ébénisterie, et de baumes en tous genres. Ces accessoires sont donc des instruments, dont l'usage aura pour effet d'exciter les sens, dont nous avons parlé dans la leçon précédente. Dans certaines circonstances, il peut être important que ces objets aient un caractère unique, marquant ainsi le caractère original de la relation : derrière ces objets et leurs utilisations, lors des rituels, se cachent aussi une symbolique qui excite le cerveau.

Par souci de simplification, je m'attacherai plus à des principes et des usages qu'à établir un catalogue exhaustif et rébarbatif de tous les objets mis à disposition sur le marché, sans parler des possibilités infinies qu'offrent les détournements d'objets non sexuels : à chacun ses goûts et ses limites. Enfin, nous n'aborderons pas les tendances à venir, en particulier ce qu'il est convenu d'appeler le 2.0 : les objets connectés. A vous aussi de chercher un peu, mais pensez aux possibilités à venir, que pourraient offrir aux partenaires à distance, des objets connectés aux réseaux, aux téléphones, jumelés avec le son, l'image, les textes. De quoi largement agrémenter les avants et les après, peut-être même les pendant, dans certaines circonstances à imaginer, sans tabous.

Premier principe de base : le choix des matières. Ceci exclut le plus souvent les achats par internet en aveugle, à moins de déjà connaître l'objet en question. Quant à leur utilisation, ne pas se limiter aux recommandations et modes d'emploi figurant sur les notices : il est fortement conseillé de réfléchir à d'autres usages, qui vous seront propres et qui pourraient se révéler très excitants. Ainsi, les combinaisons ouvrent des perspectives infinies, pour des scénarios aux variations multiples, s'inscrivant dans le temps et la durée.

Ceci nous amène au deuxième principe : ces objets ne sont pas isolés et forment un ensemble, qui lui sera forcément original, comme la palette d'un peintre, avec ses tubes de peinture, ses toiles et ses pinceaux. Il n'est donc pas nécessaire de dévaliser les boutiques en vidant leurs étalages de manière systématique, mais plus de bien choisir les jouets en question par catégories. Ce qui deviendra alors original, ce sera la panoplie constituée, les possibilités qu'elle offrira à vos jeux et votre manière de les utiliser, de les détourner et de les combiner, y compris dans l'avant et l'après, même à distance. N'oublions pas que ce sont des instruments dont l'objet est de servir votre plaisir conjoint, dans le partage et l'échange, de tous les sens.

Les boules de Geisha

Je commence par cet exemple, car cet objet a initialement été conçu pour un un usage thérapeutique, qui l'a longtemps écarté d'autres utilisations bien plus attrayantes à mon sens : à l'origine, il est recommandé pour les femmes venant d'accoucher, afin de muscler le périnée, en pratiquant des exercices dits de Kegel. Ainsi, cet accessoire est souvent emprunt d'a priori et de mauvais souvenirs auprès de femmes ayant déjà eu des enfants et de peurs auprès des autres. D'autre part, il est surprenant de simplicité, facilement transportable dans un sac à main, utilisable à toute heure, en toutes circonstances du quotidien et en toute discrétion. Il est donc un candidat idéal à des rituels de l'avant, y compris à distance, du pendant, durant des préliminaires, ou même de l'après, lors de jeux plus claquants par exemple.

Premier principe : bien choisir. Une particularité de cet objet est qu'il est associé à la musculature du périnée, qui est sujette à évolution. Il est constitué d'une ou deux boules, elles-mêmes enserrant des boules mobiles constituant des poids plus ou moins lourds, et d'un cordon ou d'une cordelette facilitant son extraction. Ainsi, cet objet, pénétrant et intrusif, se place dans le vagin. Il conviendra donc de ne pas lésiner sur sa qualité, son toucher et sa texture, et son évolutivité. Mon objet n'est pas de faire de la publicité, mais ces critères démontrent qu'il n'est pas dans votre intérêt de vous tourner vers des premiers prix, qui pourront s'avérer désagréables à porter, irritants, ou pire, incluant des matières douteuses ou dangereuses pour la santé. Dans l'avant, je suggère de les choisir, les toucher, à deux et d'aboutir à un consensus partagé, qui excitera l'imagination des partenaires quant aux rituels et usages possibles de cet accessoire. En ce qui me concerne, je dispose d'un jeu de trois boules de Geisha, permettant une évolution progressive de leur usage, en fonction des jeux et de la musculature du périnée de ma partenaire.

Deuxième principe : cet objet agrémentera des jeux à deux et sera dénaturé de sa dimension thérapeutique. Il est donc important de verbaliser que cette acquisition n'est en rien une critique de la musculature pelvienne de la femme. Si vous omettez de le préciser de manière explicite, il est courant qu'elle le croit et s'en irrite. Il conviendra aussi que les premiers essayages se fassent à deux, dans un cadre ludique de découverte et d'exploration.

Cela me fait penser tout naturellement à la Novice et son initiation. En général, j'utilise les boules de Geisha au début, comme tout premier accessoire sexuel intrusif et pénétrant, au moment du passage d'un premier palier de confiance et d'abandon. Elles sont aussi fort utiles pour provoquer une prise de conscience physique par la Novice de son anatomie, des muscles impliqués dans son vagin et des multiples possibilités qu'ils lui offrent. Ainsi, cela faisait déjà quelque temps que je lui avais parlé de mon petit meuble chinois, dans ma chambre, et de son mystérieux contenu. Son ouverture et l'extraction d'un tout premier objet avait été présenté comme une récompense, en particulier lors de ses leçons de gorge profonde, dans le rituel de l'entrée. Au fil des séances, elle s'était montrée assidue, attentive, et ses progrès étaient indéniables. Il était donc temps d'introduire les boules de Geisha, de lui présenter, de les essayer et d'en découvrir de premiers usages, dans le pendant, avant d'aborder l'avant, puis, plus tard, l'après.

Vu son âge, elle ne connaissait pas plus que cela le sujet et était dépourvue d'a priori médical. La première étape fut donc le choix, sur le bord du lit, à la lumière des bougies, parmi les trois exemplaires en présence, du bon instrument, par sa forme et son poids. Nous optâmes rapidement pour le n°2, modèle médian constitué de deux boules de taille moyenne et de poids raisonnablement lourds, mobiles à l'intérieur. Le n°1, à une seule boule large, s'était avéré trop léger et le n°3, trop lourd et trop fin pour l'instant. Le n°2 la rassurait, ne présentant pas de risque de perte en position verticale, et au poids suffisamment important pour qu'elle n'en oublie pas la présence. Ce fut aussi le bon moment pour lui montrer les propriétés naturellement lubrifiantes et sensuelles de la salive, tabou qu'elle nourrissait encore lors des leçons de fellation, ne parvenant pas à réprimer un réflexe de déglutition de sa salive, lorsque son flux devenait abondant. Dans la pratique, notre ami n°2 fut intégré aux rituels de l'entrée et de la punition. Durant le premier, je lui introduisais juste après la prise de température, avant qu'elle tombe à genoux à mes pieds, pour sa leçon de gorge profonde. A l'issue de cette dernière, je libérais son sexe en jouant avec la cordelette et lui ordonnant de contracter ses muscles vaginaux. Lors de la punition, souvent assortie d'un rituel de fessées accessoirisées, il m'arrivait de lui introduire les boules, conscient que les ondes de choc se répercuteraient à l'intérieur et s'amplifieraient. De même, l'obstruction de son vagin ne laissait plus qu'une possibilité d'introduction, quand elle me suppliait de la pénétrer avec mon sexe, par un « Prends-moi Maître ! » qui avait le don de m'exciter. Or, son cul ne s'offrait pas systématiquement, indépendamment de nos envies. C'était d'autant plus frustrant pour nous et tout à fait à propos pour une bonne punition. Nous y reviendrons certainement ultérieurement.

Dans l'avant et le rituel de l'entrée, si la partenaire les conserve avec elle, les boules de Geisha peuvent apporter une dimension concrète et sensible à l'excitation grandissante qui se joue à travers les échanges. De même, elles peuvent agrémenter des jeux intimes et de connivence lors de sorties. Ainsi, avec Lynn, ma littéraire voisine, j'utilisais ces boules pour la ramener à cette réalité du « Subir », qu'elle affectionnait tant. Les boules de Geisha, les numéro 2 d'abord, puis 3 ensuite, devaient rester à disposition dans son sac à main en permanence. En fonction du temps, elle finissait par les oublier.

C'était le moment que je choisissais pour la ramener à la réalité de ce verbe et de son abandon, même en mon absence physique. Nous avons commencé par les intégrer de manière systématique dans le rituel de l'entrée, dans le juste avant : quand elle devait me rejoindre, quel que soit son point de départ, que ce soit de chez elle ou depuis la Fac, elle devait se les introduire, qu'importait le lieu, à elle de s'arranger et elle trouvait toujours un moyen. Vu la saison, elle était contrainte de ne porter que des robes ou des jupes, sans culotte, sauf exception dument justifiée et argumentée. Dans son sac, les boules étaient emballées dans un mouchoir en papier renouvelé après chaque usage. Elles avaient été nettoyées au savon chirurgical. Cela faisait partie d'un rituel de l'après qui ne souffrait aucun oubli.

Par sms, je lui intimais l'ordre de les mettre. A son tour, elle me décrivait la situation, tentant parfois une protestation pour négocier une dérogation systématiquement refusée. Ses talons, sur les pavés parisiens ou dans les escaliers du métro, avaient le don d'accentuer le mouvement des poids dans les boules et de la faire mouiller abondamment, accentuant sa peur de se faire remarquer par des inconnus. Dans la montée de mon escalier, c'était pire et ses talons résonnaient sur les marches en bois dépourvues de tapis. Dans mon entrée, pour la prise de sa température intime, c'était à moi de les lui retirer, en tirant et forçant sur la cordelette. Elle devait résister un temps, malgré son envie et l'excitation que mon érection, qu'elle mesurait à pleines mains, produisait en elle. Quand celle-ci devenait insupportable pour nous deux et que je décidais d'y céder, ce qu'elle attendait, je la prenais par derrière, laissant les boules en place. C'était alors à elle de jouer avec, par ses contractions, mais aussi en passant son index dans l'anneau formé par la cordelette, debout contre le mur. Quand nous sommes arrivés aux numéro 3, plus lourdes et moins volumineuses, je me permettais de jouer avec dans des lieux publics, sous la table du restaurant, en attendant l'entrée, quand nous avions la chance de nous trouver côte à côte, au milieu des convives, qui ne devaient rien soupçonner de notre jeu. Elle rougissait, retenait ses soupirs et halètements. Quand nous rentrions, elle me maudissait. Je lui retirais alors et la satisfaisais.

Ainsi, dans ces scénarios et dans le cadre de ces initiations, les boules de Geisha ont pour objet principal la prise de conscience du corps, mais aussi l'excitation du cerveau par les protocoles et mises en scène, en les intégrant dans l'avant, mais aussi après, avec le rituel du nettoyage et de leur rangement dans le sac à main. Par exemple, il arrivait parfois à Lynn de tomber dessus par inadvertance, en cherchant autre chose, et cela faisait remonter en elle le souvenir de leur dernière utilisation. Quand elle m'en informait par sms, souvent, je lui ordonnais alors de les introduire et d'entamer des exercices de Kegel, quelle que soit la situation présente. Bien choisies, les boules de Geisha sont bien supportées, tant que la lubrification est suffisante. Cette dernière est le plus souvent dépendante de l'excitation induite par les échanges et les exercices imposés. Si je puis me risquer à un conseil : ne pas se limiter à la notice d'utilisation et laisser libre cours à votre imagination conjointe !

*

* *

Vibrations et explorations

Par extension, une fois les boules de Geisha apprivoisées, j'ai pour habitude d'introduire d'autres jouets. Le petit meuble de ma chambre en compte un certain nombre qui sont vibrants. Personnellement, j'aime à les orienter vers le massage et la recherche des zones érogènes. Nous sommes donc très focalisés sur le toucher, la découverte mutuelle tactile, en faisant autant que possible abstraction du son, qui, trop présent, peut se révéler perturbant ou agaçant. Le plus important est la liberté, le dialogue, dans cette recherche de l'avant, parfois du pendant, plus rarement de l'après. Comme pour tout artisan, il me semble important de bien connaître ses outils et leurs utilisations, surtout dans ce domaine, où l'on peut vite se perdre au vu de l'étendue de l'offre. De plus, souvent, ils demandent une certaine préméditation, que ce soit parce qu'ils demandent une recharge sur le secteur, ou l'achat de piles de formats divers !

Il est assez stupéfiant de constater qu'en dehors des tabous, la plupart des gens connaissent mal leur corps, se cantonnent à quelques zones qu'ils connaissent et stimulent depuis la nuit des temps, toujours de la même manière, pour un résultat attendu d'avance, comme une garantie invariable d'un plaisir d'assouvissement d'une pulsion de consommation. Les accessoires vibrants sont là pour le contraire : découvrir et rechercher autant de nouvelles zones que de nouvelles sensations partagées, en impliquant au maximum les sens, dans les situations les plus diverses, voire même incongrues. La dimension du jeu ne doit pas être oubliée, bien au contraire.

Pour ce type d'exploration, j'aime utiliser un petit vibromasseur de la taille d'un rouge à lèvres. Il présente de multiples avantages : ne pas être effrayant pour les âmes sensibles, tenir dans la paume de ma main, ce qui le rend facilement utilisable dans le cadre de caresses ou de massages. Sa forme un peu pointue sur le bout permet de bien concentrer la stimulation sur un point précis. Pour ne rien gâcher, il est très endurant, ce qui est primordial dans ces préliminaires qui ont pour vocation de durer. En réalité, j'en ai deux, ce qui permet à chacun des partenaires d'en disposer à sa guise, dans cette recherche mutuelle, à l'écoute à la fois de soi autant que de l'autre. Il présente aussi la particularité de ne pas être intrusif, vu qu'il est conçu pour un usage exclusivement externe, même s'il m'est arrivé, avec bonheur, de le tester dans d'autres configurations plus hasardeuses.

C'est avec Nelly que ce petit objet, presque insignifiant, acquit ses lettres de noblesse et que je pus en évaluer l'endurance. Comme beaucoup de personnes, elle ne connaissait pas les jouets sexuels et en avait une idée péjorative et restrictive, dans une vision purement masturbatoire et solitaire, en substitut d'un sexe ou d'une langue masculine. De plus, elle trouvait souvent leurs aspects soit effrayants, soit burlesques. Pour cette seconde nuit que nous allions passer ensemble, j'avais donc apporté avec moi quelques accessoires à la fois esthétiques, non intrusifs, et orientés sur le toucher : le petit vibromasseur, un gel de massage particulièrement doux et lubrifiant durablement, un pinceau large de calligraphie en poils de chèvre, un bandeau pour les yeux, des cordes de chanvre. Le soir venu, j'avais disposé et allumé cinq bougies chauffe-plat sur la cheminée surplombée d'un miroir et faisant face au lit. Nos yeux s'étaient habitués à cette lumière douce et chaude. Elle avait vu mes accessoires, en dehors du petit vibromasseur que j'avais dissimulé dans une poche de ma veste. La simple idée d'être attachée, les yeux bandés, de se donner à mon exploration de son corps, l'avait déjà beaucoup excitée et j'avais pu en juger, lors d'une première investigation de mon majeur en son antre étroit et très humide, à la température tropicale. Elle était nue, offerte et déjà abandonnée à mes mains et mon corps nu. Elle savait que je ne la prendrais pas, que le but de nos prochaines heures était son exploration, ses sens, la recherche de ses zones sensibles et érogènes, sensations tactiles à travers le massage. J'avais volontairement occulté le « safe word », mot de sécurité qui lui aurait laissé la possibilité de marquer un point d'arrêt. Nous en étions d'accord : à moi de sentir ses réactions et d'agir en conséquence, à elle de se laisser guider et de repousser ses limites si nous en rencontrions.

Je commençais par lui attacher les poignets solidement, bien écartés, aux battants du lit, puis fis de même avec ses chevilles, un oreiller derrière la nuque et un autre sous les reins. J'étalais le gel dans la paume de mes mains, le réchauffais, puis commençais à masser ses membres, avec mes paumes et mes doigts raidis, successivement, des pieds à la tête, en m'attardant sur certains points connus en acupuncture. Quand elle ferma les yeux par intermittence, je mis le bandeau en place et parcourus son visage, puis son cou, ses seins, son ventre, son pubis avec le pinceau. Elle commençait vraiment à se laisser aller à la sensation, sa respiration devenant plus forte et sa poitrine en témoignant.

Pour couvrir les vibrations à venir, je mis en route l'ambiance sonore : de la musique classique à cordes, avec une montée progressive des violoncelles. Mon massage reprit en suivant le rythme de la mélodie, à pleines paumes, alternant le doux, le ferme et le pinçant du bout de mes doigts. Sa peau était très réactive. Je plaçai le petit vibromasseur dans ma paume, l'actionnai, et parcourus lentement son ventre, avant de remonter sur ses seins, tout en l'embrassant langoureusement dans le cou, derrière l'oreille. Mon sexe tendu, lui aussi enduit de gel, s'appliquait en va-et-vient au même rythme, contre sa vulve et son clitoris. Haletante, elle tirait sur les cordes, s'y agrippait avec ses doigts, les tendait avec ses chevilles et faisait craquer les battants du lit. Ma langue décrivit des arabesques le long de ses courbes, de son cou à ses tétons, puis je pris le vibromasseur entre mes dents et en appliquai la pointe sur ses mamelons érectiles. Elle jouit une première fois, le lit craqua plus fort, les liens tinrent bon.

Le vibromasseur toujours entre mes dents, le laissant rouler, j'embrassai son ventre, puis son pubis nu, et entamait un cunnilingus en me saisissant de l'instrument que j'employai à stimuler ses lèvres, grandes, puis petites, avant de l'apposer contre ma langue. L'effet fut rapide et le premier « Mon lion ! » fut lâché, dans un craquement de bois bruyant, et une tension très forte de ses jambes retenues par les cordes. J'entourai alors son clitoris de mes lèvres, répondis à son afflux de cyprine par l'abondance de ma salive et mes mouvements de langue de droite à gauche, alors que le vibromasseur, entre mes doigts, descendait progressivement ses lèvres, s'en imprégnait, avant d'aller au-delà. Elle se cambrait de plus en plus vigoureusement, libérait sa voix pour mon plus grand plaisir, me suppliait de la prendre avec mon sexe qu'elle sentait tendu contre son pied. Je résistais et m'en tenais au scénario longuement élaboré durant mon vol en avion. Je me munis de la ceinture du peignoir de l'hôtel et la bâillonnait symboliquement, avant de reprendre mon ouvrage avec ma langue et mes lèvres entre ses cuisses ruisselantes. Elle ne sentit pas immédiatement le petit vibromasseur contre sa rose, car j'avais commencé mon massage local avec mon index, puis l'avais discrètement substitué avant de le remettre en route. Elle en prit conscience plus tard, mais ce fut la première fois qu'elle jouit par cette zone, et le bâillon, dans lequel elle mordit à pleines dents, épargna à juste titre le voisinage. Cependant, ce tabou de l'anal resta fortement ancré en elle, bien qu'elle me réclama souvent ce stratagème par la suite, dans une progression subtile où je faisais vibrer le pinceau avant de la doigter.

Cela peut aussi amener à des découvertes amusantes. Ce fut le cas avec La Novice. Nous en étions à des accessoires un peu plus imposants et les avions associés à un rituel de lecture érotique. Elle avait la capacité à déconnecter son cerveau de son sexe à volonté, même en jouissant, et bien que théoriquement incapable de se concentrer sur deux tâches à la fois, elle pouvait jouir d'en bas et continuer à vaquer à une toute autre occupation en haut, comme répondre au téléphone sans que son interlocuteur puisse se douter de ce qui se jouait plus bas. J'en avais été très fortement décontenancé, lors du premier défi de lecture, très fier du pouvoir érotisant de ma dernière production littéraire, et sûr du caractère irrésistible de ma langue en cunnilingus.

Je commençais donc par lui tendre les huit pages et elle de s'installer confortablement sur le dos, jambes écartées, vulve enflée, déjà luisante et rosie par nos premiers ébats. A la première page, elle manqua de défaillir, mais se reprit. A la seconde, elle était en pleine maîtrise et moi désemparé. A la huitième, malgré l'usage du petit vibromasseur et du godemichet en verre, qu'elle affectionne particulièrement, elle alla jusqu'à la dernière ligne. J'en fus dépité. Je laissais passer quelques semaines avant de réitérer le défi, fort contrarié de ma défaite, alors qu'elle m'avoua par ailleurs qu'elle avait joui, sans que je pus en déceler le moindre signe dans ses intonations. Au fil des semaines, je continuais mon exploration de son corps, cernant de mieux en mieux certaines zones érogènes aux cours de massages, telles que deux points précis situés dans le bas du dos, juste au dessus de ses reins, ou l'absence de sensibilité érotique derrière les genoux.

Une nuit, je jugeais qu'elle était mure pour cet accessoire de massage volumineux, à la forme d'un champignon atomique, aux vibrations puissantes et réputées irrésistibles. Les premiers essais sur ses mamelons se révélant très concluants, j'estimais qu'il était temps de reprendre le défi de la lecture à voix haute et claire. Cela tombait à pic : je venais de terminer la rédaction de la première leçon de "La Bonne Education". Je lui confiais donc les dix feuillets. Elle s'installa sur le dos, deux oreillers derrière la tête, sûre de sa victoire à venir. Au premier feuillet, comme elle s'y attendait, je commençais gentiment par un cunnilingus, en frottant bien ma barbe de cinq jours entre ses cuisses et contre ses grandes lèvres. Au second, j'enduis copieusement le godemichet de sa cyprine dans son vagin, m'y attardant, prenant mon temps en le sortant, massant avec insistance son point G, puis, l'introduisant lentement dans son cul bien offert. Elle faillit craquer, mais se reprit avec difficulté. Croyant que le dispositif était complet, au ton de sa voix, je compris qu'elle pensait que la partie était gagnée. C'était sans compter avec le champignon magique, dont je pensais tester une utilisation qui ne figurait pas sur le mode d'emploi. Elle n'avait sans doute pas remarqué que je l'avais à portée de main.

Au quatrième feuillet, j'accentuais les va-et-vient du godemichet dans sa rose. Elle manqua encore de craquer, mais tint bon, très fière d'elle. Ce fut le moment que je choisis pour introduire le champignon, imprégné de ma salive et de sa cyprine recueillie sur sa vulve. Il entra sans grande difficulté et je repris le cunnilingus en actionnant l'engin, avec des vibrations douces. La lecture devint rapidement plus saccadée, le ton moins sûr, les mots entrecoupés de soupirs, puis de petits cris. J'étais sur la bonne voie, je le sentais à l'afflux de cyprine qui devenait presque continu. Au cinquième feuillet, j'engageai la vitesse supérieure et les vibrations à pleine puissance, le champignon contre son point G, aspirant son clitoris entre mes lèvres, pinçant ses tétons pointés. Les feuilles volèrent. Un cri de jouissance envahit tout l'espace de la chambre, ses cuisses se serrèrent autour de ma tête. J'avais gagné !

Il était temps de lui ménager une douce descente, alors que son clitoris était au stade hyper-sensible que j'affectionne. Je passais à une vibration douce et progressive, extrayais lentement le champignon de son vagin ruisselant. Un halètement de soulagement m'indiqua qu'elle crut que la torture était terminée. Je souris en embrassant son clitoris, ce qui la fit frémir. Sorti de son logement, le champignon était bien plus présent par le son de ses vibrations. Je l'apposai sur le clitoris dénudé et brillant, le faisant rouler, dans l'idée de lui provoquer un second orgasme, peut-être plus intense encore. Je guettais donc ce moment où elle allait crier à nouveau, me préparant à maintenir l'instrument en place et l'empêcher de serrer les cuisses trop fort. Elle se mit au contraire à rire aux éclats, à gesticuler dans tous les sens, fuyant le chapeau vibrant avec frénésie. « Ça chatouille !!! », cria-t-elle plusieurs fois. La Novice était chatouilleuse du clitoris ! Je renonçais donc à utiliser le petit vibromasseur sur ma langue et y diffuser les petites vibrations entêtantes sur son appendice : elles lui auraient été vite insupportables. Je n'aurais pensé que l'on puisse être chatouilleux du clitoris !

*

* *

Vibrations ludiques

Il fut un temps où je nouais une relation intime et très coquine avec une femme écrivain. Elle était particulièrement joueuse et transgressive, aimant particulièrement, non seulement repousser nos limites, mais affectionnant les jeux intimes dans des lieux insolites et les manifestations publiques. Plus il y avait de monde autour de nous et plus cela l'excitait. Je l'avais déjà fait jouir en silence au théâtre, alors que nous étions entourés de petits vieux absorbés par la pièce, en la doigtant copieusement sous sa jupe, au point d'en laisser une belle trace sombre sur le velours bordeaux de son siège.

Lors d'une de nos visites à notre sex-shop préféré, nous fîmes l'acquisition d'un oeuf vibrant à télécommande sans fil. Le vendeur nous avait garanti des vibrations vigoureuses et discrètes, accentuées par la gaine à picots, et surtout, une portée de la télécommande pouvant aller jusqu'à sept mètres. Ce dernier argument avait fini de nous convaincre : elle avait besoin de se détendre avant sa dédicace du soir, dans une librairie courue de la capitale. Immédiatement, cet argument de la distance, tout en conservant un lien de connivence sensible, avait largement stimulé nos imaginations fertiles et lubriques. Alors que je n'avais pas prévu d'assister à sa dédicace et qu'initialement, nous devions nous retrouver après, à souper à deux, dans une brasserie du quartier latin, elle insista pour que je vienne la soutenir à la librairie de la place Saint-Sulpice, en toute discrétion, du moins extérieurement. Nos jeux consistaient aussi en négociations, dans l'avant, afin de jouter, mais aussi d'affiner nos scénarios. Ainsi, je n'acceptais sa requête qu'à une seule condition : qu'elle enfile l'oeuf, avec la gaine à picots, juste avant de se rendre à la dédicace, et qu'elle le conserve en place au moins jusqu'au souper.

Déjà habituée à l'usage et aux rituels des boules de Geisha, elle n'eut aucune difficulté à mettre l'objet en place, devant moi, d'autant plus excitée par ma frustration de ne plus pouvoir la pénétrer, à deux heures de son rendez-vous. Dans le grand couloir de son appartement du boulevard Saint-Germain, nous commençâmes par tester la distance en mesurant, à chaque essai, avec un mètre. Le vendeur n'avait pas menti : la télécommande portait même jusqu'à huit mètres, si aucun mur ne venait s'interposer entre nous. Confortablement enfoncée dans son fauteuil club fétiche, impudiquement installée devant moi, jupe retroussée sur le haut de ses cuisses, la culotte en dentelle à la main, les yeux aussi brillants que ses lèvres, toutes ses lèvres, elle m'engagea à tester les divers programmes de vibration : il y en avait huit, accompagnés de numéros et de représentations graphiques, qui apparaissaient sur l'écran de la télécommande, qui se faisait passer pour un téléphone portable. Il y avait même une option bien utile de vibration de la télécommande, au rythme de celles infligées par l'oeuf, qui s'avéra bien utile en situation. Ses programmes préférés identifiés, les deux et huit, elle enfila sa culotte, termina de se maquiller, et se rendit à la librairie le coeur léger, une bonne heure avant moi.

A la librairie, il y avait foule. Elle était tout au fond, à sa table, entourée de fans, une bouteille de champagne Cristal dans un saut à glace, sa coupe renouvelée régulièrement par le libraire et ami, veillant au moindre détail pour qu'elle soit au mieux. Ne m'ayant pas vu arriver, je pris le parti de me faire discret et de jouer la surprise en ma cachant derrière un poteau providentiel, à une distance approximative de cinq mètres d'elle. Je lui avais donné pour instruction de conserver sa culotte durant toute la dédicace et de ne me la remettre qu'au souper. J'étais chaud-bouillant et très frustré depuis plus de deux heures. Ma frustration l'avait follement mise en joie et lui avait fait oublier son trac habituel. Suivant un protocole bien rôdé, le libraire, assisté de l'éditeur, avait introduit le dernier livre de ma belle avec brio, maintenant l'assistance en alerte, n'en révélant pas trop, mais suffisamment pour habilement laisser la place à la lecture. Ce fut le moment que je choisis, quand elle ouvrit son livre au premier signet, pour déclencher l'oeuf, juste pour lui signifier ma présence. Cela ne manqua pas. Elle sursauta très légèrement, la bouche ouverte, releva la tête, scruta l'assistance sans me trouver. Tout le monde a dû croire à une mise en scène savamment orchestrée pour les tenir en haleine.

A chaque nouvelle page tournée, je changeai les vibrations, sachant qu'elle ne pouvait plus détourner les yeux de son écriture, percevant son trouble imperceptible pour un Novice à ses intonations. A la fin du premier extrait, elle vida sa coupe d'un trait, les lèvres et les joues rosies d'excitation. J'imaginais déjà l'état de sa culotte et mouillait mon boxer dans mon jean devenu trop étroit, masquant mon érection en maintenant mon long manteau fermé, malgré la chaleur étouffante, ma main crispée sur la télécommande au fond de ma poche. Elle finit par me trouver, derrière mon poteau, me décocha un sourire entendu en refermant le livre, alors que les applaudissements brouillaient ma perception.

Il fallut encore attendre deux longues heures à fumer sur le trottoir, revenir et activer l'oeuf, tantôt sur le deux, tantôt sur le huit, alors qu'elle demandait invariablement « Pour qui ? » avant d'écrire quelques lignes préméditées et calibrées en fonction de l'âge, du sexe et de l'apparence de la personne, qui lui tendait son livre parfois déjà corné. Au souper, nous fûmes entourés du libraire et de l'éditeur, ravis de sa performance et des ventes de la soirée. Cela ne l'empêcha pas de me glisser sa culotte trempée dans ma main, après une courte pause aux toilettes, « pour se laver les mains », avait-elle prétexté en s'effaçant. A sa mine, je pus facilement deviner qu'elle s'y fit jouir, alors que j'avais positionner les vibrations sur le huit. Après l'entrée, j'éteins l'oeuf. A café, je l'activai à nouveau, alors qu'elle portait le chocolat à sa bouche. Elle faillit s'étrangler et me fusilla du regard. Dans le taxi qui nous menait chez moi, elle me rendit l'objet et réclama mes doigts. Le chauffeur n'en finissait pas de nous observer dans son rétroviseur et me sourit d'un air entendu quand je lui tendis ma carte bleue avec mes doigts humectés de cyprine. Cette nuit fut torride et blanche.

A notre rupture, je lui fis cadeau de cet oeuf et de sa télécommande. A chaque fois qu'elle sort un nouveau livre, elle m'invite à la première dédicace et nous prenons un verre, une heure avant, place Saint-Germain-Des-Prés. Invariablement, elle me remet la télécommande, avant de se rendre seule à la librairie, dans un rituel devenu immuable, qui se termine dans le taxi, puis chez moi. Ni le libraire, ni son éditeur ne se sont jamais douté de rien. Ils ont juste établi le lien entre ma présence et sa décontraction lors de ces dédicaces. Ils m'ont à la bonne.

*

* *

Détournements

J'aime beaucoup détourner des objets du quotidien et leur donner une dimension sexuelle. Pour l'après, cela a un délicieux effet de provoquer des remontées de souvenirs lubriques à des moments que l'on n'attend pas, dans le cadre de leur utilisation dite normal. Par exemple, la Novice mouillait instantanément quand sa colocataire, couturière de métier, sortait sa grande règle plate en fer de cinquante centimètres, pour couper son tissu ou dessiner ses patrons. Or, moi, j'utilisais la même règle pour la fesser lors de ses punitions. De même, la spatule en bois, trouée en son milieu pour mieux brasser la sauce dans une marmite, lui rappelait tout autant nos séances et le bruit caractéristique qu'elle produisait sur ses fesses nues qu'elle me tendait volontiers, à quatre pattes. Or, sa grand-mère s'en servait en cuisine, le dimanche matin, pour préparer des plats en sauce lors des déjeuners familiaux. Dans le détournement, les possibilités sont infinies et ne se limitent pas aux seuls objets.

Ainsi, la nourriture a cette sensualité commune avec le sexe qui en fait un candidat idéal. Le cinéma des années 70 grouille d'exemples les plus croustillants les uns que les autres : l'oeuf dur dans « L'empire des sens », les nouilles dans un autre film moins connu, divers plats dans « La grande bouffe » et bien d'autres. Pour ma part, j'ai une large préférence pour certains plats grecs, tels que l'houmous, le tarama, le caviar d'aubergines, voire, pour les plus audacieux, les feuilles de vignes, et les sushis et sashimis japonais. Les premiers se dégustent avec les doigts, puis la langue et la bouche, sur le corps de la suppliciée, accessoirement attachée et immobilisée. Les seconds sont traditionnellement accompagnés d'une sauce salée qui peut être agrémentée, et se dégustent avec des baguettes, qui peuvent elles-aussi faire l'objet de détournements plus ou moins doux, par la suite. Si la cyprine est bonne et goûteuse à souhait, la suppliciée gourmande et ouverte, rien n'est plus délicat que de déguster devant elle des sashimis après les avoir introduits entre ses lèvres humides, voire ruisselantes.

Une fois la mise en bouche passée, les sushis viendront compléter le tableau et le riz s'imprégnera de ses ruissellements, qu'elle pourra déguster avec plaisir, comme un bébé à qui on donne la becquée. A ce stade, la meilleure position est assise sur les talons, genoux écartés, en n'omettant pas de terminer le mouvement du poignet de l'officiant par un petit détour sur le clitoris. A la fin, il conviendra de nettoyer la vulve avec force salive et coups de langue bien appliqués, si possible en allant jusqu'à l'orgasme de la partenaire, ultime récompense pour un repas complet, subtil et de bon goût.

Cependant, l'incongru est souvent le plus surprenant. Ainsi, je me souviens de cette peintre anglaise, qui m'avait donné l'idée d'un détournement que je n'aurais jamais oser envisager, si elle ne m'avait raconté une anecdote vécue, lors d'une confidence sur l'oreiller, alors que ses enfants, âgés respectivement de douze et quinze ans, dormaient tranquillement dans leurs chambres, à l'autre bout de son grand appartement parisien. A l'âge de six ans, alors que sa mère insistait régulièrement pour qu'elle se brosse les dents matin et soir, sa fille avait fièrement brandi sa brosse à dents électrique au dessus de sa tête et lui avait confié sans détour, qu'elle se terminait son brossage de dents en stimulant énergiquement son clitoris avec l'instrument électrique : après, elle trouvait le sommeil sans difficulté. Sans se démonter, la peintre anglaise lui avait répondu qu'elle lui achèterait une brosse pour les dents. Dès le lendemain, elle tint promesse. Cette histoire m'avait d'abord fait rire et ensuite avait excité ma curiosité et mon esprit parfois un peu vicieux : curieusement, la peintre n'avait jamais testé elle-même l'efficacité de ce détournement. Elle adora et cela devint un rituel du soir, avec ou sans moi, avant de se blottir sous ses draps blancs. J'imagine qu'encore aujourd'hui, elle ne déroge pas à la règle et se fait jouir chaque soir, avec sa brosse à dents électrique. Pour ma part, depuis, il m'arrive d'offrir une brosse électrique et d'enseigner son détournement. Je choisis des brosses souples, pour commencer, mais certaines sont allées rapidement jusqu'à la dure, avec des variations sur les tétons, ou sur des zones bien moins softs.

Alors, surtout, concernant les détournements, ne bridez pas votre imagination et ne lésinez pas sur les situations, improvisez !

Leçon n°5 : postures et langage

Qu'est-ce que la posture ? Au sens strict du terme, c'est la manière de placer son corps dans l'espace. Par extension, elle désigne une attitude expressive et corporelle, qui peut se traduire dans d'autres formes d'expression, telles que le langage.

Qu'est-ce que le langage ? Là, cela se complique, en dehors du fait que son objet est la communication, qu'elle soit verbale ou non. Le langage répond à une structure et des codes appartenants à des groupes sociaux. En linguistique, il serait le dénominateur des propriétés communes des langues. Néanmoins, un langage n'est pas seulement un ensemble de mots, c'est aussi un système de signes quelconques, propres à exprimer la pensée. En allant un pas plus loin, on peut dire qu'il structure la pensée et la précise. Ainsi, plus il sera riche, plus la pensée le sera. Enfin, par sa fonction de communication, dans une relation par exemple, il permettra de passer de la pensée, de l'envie, du fantasme, à l'action.

Langage et postures vont donc ensemble de par leur cohérence ou leurs incohérences, dans le feu de l'action, ou dans l'avant et même l'après. Nous entrons donc dans un système complexe, en apparence contradictoire, dont les codes seront propres aux partenaires. Ainsi, si nous nous restreignons aux mots par simplification pour la démonstration, certains termes, qui pourraient contenir une connotation particulière au sein d'un groupe ou de la société civile, seront porteurs d'un tout autre sens, dans un cadre intime et dans des circonstances spécifiques. Ce seront souvent des mots clés, une fonction de déclencheur.

Au fil du temps, ces derniers seront intégrés à des rituels, des habitudes, chargés de sens, qui seront propres aux partenaires et auront la capacité, tel un conditionnement pavlovien, de provoquer des émotions, des émois, des manifestations physiques d'excitation par exemple, touchant directement l'inconscient. Langage et postures sont les composantes incontournables d'une bonne communication intime et d'une bonne compréhension, y compris dans leurs contradictions. A mon sens, dans le cas d'une relation de domination, tout est à inventer, créer, et découvrir au fur et à mesure. Cela nécessitera des ajustements continus, des tâtonnements, une grande ouverture d'esprit et une écoute particulière.

*

* *

Les mots pour le dire, les mots pour le faire

L'auto-proclamation éveille immédiatement en moi un réflexe de méfiance extrême. De mon expérience, les personnes qui se déclarent explicitement comme gentilles, par exemple, et se posent systématiquement en victimes sont les plus dangereuses et les plus sournoises. Ainsi, si cela arrive, je cherche immédiatement la cohérence entre les termes employés, les actes, les attitudes et les postures corporelles. Le plus souvent, elles se révèlent contradictoires. Ainsi, de mon côté, je ne m'auto-proclame pas, que ce soit comme « Maître » ou « Tantrika ». Par contre, si l'on me désigne ainsi et de manière répétée, comme cela a été le cas à plusieurs reprises, j'en suis fier, si je considère que cela correspond à mon état, dans cette relation, et est accompagné du ton qui va bien, en situation.

De mon côté, je n'emploie jamais des termes qui me semblent galvaudés, parce que trop répandus et vidés de leur sens, presque banalisés par un usage abusif et trop constant. C'est le cas pour « soumise », que je préfère remplacer par des synonymes ou des expressions plus imagées et personnalisées, comme « docile » par exemple, ou plus relatifs à un état comme « Novice », qui permet aussi de situer la relation dans son cadre : l'initiation. Initiation veut dire « parcours initiatique », implique un cheminement et une progression, une ascension vers une forme d'absolu et une transmission. En ce sens, on peut y trouver des similitudes avec le tantrisme. Dans cette transmission, le langage, sous toutes ses formes, est un support indispensable de communication, que ce soit dans les avants, les pendants et les après. Enfin, ce qui m'intéresse dans les mots, à force d'emploi récurrent dans des circonstances qui se répètent, c'est qu'ils vont provoquer des réactions physiques, qui, s'ils sont bien utilisés, iront jusqu'à des réflexes pavloviens. En ce sens, on peut parler de dressage, même si je n'aime pas spécialement le terme trop souvent connoté.

Cela me rappelle un mot que j'employais régulièrement et qui s'est étendu de l'avant, au pendant, puis à l'après avec ma Novice, et qui avait le don de la faire mouiller encore plus fort, de déclencher des postures, dont elle n'avait pas conscience dans le pendant : « Ma Chienne ». C'était arrivé au point que la désigner par son prénom l'angoissait, alors que « Ma Chienne » la rassurait. Dans notre relation et son initiation, le « Ma Chienne » était rapidement devenu son patronyme. Il était venu naturellement de ma part, dans l'avant, juste après notre toute première nuit, quand j'avais finalement décidé de lui donner une seconde chance. En effet, notre première rencontre avait été un fiasco pour moi, elle restant prostrée, à l'état de pur objet sexuel inerte. Mais, lors de discussions qu'elle provoqua par la suite, à travers l'expression de ses fantasmes, de ses excuses et de ses remords, elle avait réussi à me convaincre et le mot « Ma Chienne », que je considérais comme très fort pour un début, était sorti et lui avait fait bien plus d'effet qu'escompté. Non seulement il l'excitait au point qu'elle se mettait à se toucher devant son écran, mais il la libérait de ses appréhensions vis-à-vis de moi. Je l'ai donc employé dès son entrée, à cette seconde rencontre, puis elle m'a crié « Maître » en me suppliant de la laisser jouir dans le pendant, alors que je m'arrêtais juste avant volontairement, pour bien marquer ma position. Dans ces contextes, ces deux termes me parurent appropriés et non galvaudés, pour une fois, en cohérence avec la tonalité et les actes, dans le bon contexte, et en bonne association, se répondant bien l'un l'autre.

Rien à voir avec le « Mon Chiwawa » moqueur et humiliant que j'avais employé avec l'Insolante, dont la faute d'orthographe dans son pseudo m'avait heurté dès le début, et qui n'avait qu'une idée déviée de la domination, plus théâtrale et aux attitudes exagérées dans ses postures. D'ailleurs, quand j'ai employé le terme « Salope », dans le pendant, avec elle, mon ton était presque méprisant et péjoratif, ce qui avait le don de la faire jouir encore plus fort en me criant invariablement un « Ohhhh putain ta queue ! », qui me lassa rapidement.

Avec Marie, le terme « Salope » était venu de l'inconscient et je n'en avais pas saisi la portée tout de suite. Il avait le don de la transporter, que ce soit dans l'avant, le pendant ou l'après, et déclenchait sa jouissance presque instantanément, mais c'était parce que j'étais dans le vrai, sans le savoir à ce moment-là, et que visiblement cette vérité était son moteur de nymphomane maladive. Après coup, son emploi si judicieux et clairvoyant, alors que justement je m'étais montré si aveugle et pendant trop longtemps, me donna la puce à l'oreille sur ma propre hypocrisie liée à mes sentiments : j'étais conscient, mais je ne voulais pas voir, j'avais ma part de responsabilité. J'emploie très rarement ce terme et jamais en ce sens. Quand il sort, il traduit avant tout ma propre bestialité, l'effondrement d'une limite chez moi, surtout dans le pendant, et il devient attendu de ma partenaire comme un signal d'une animalité physique, qui se libère sans retenue. Par contre, je fuis d'emblée toute femme qui se désigne elle-même, d'entrée, comme une « Salope », de manière récurrente dans sa communication intime : chat échaudé craint l'eau froide, comme dit si bien le dicton.

A contrario, avec cette femme auteur, nous avions trouvé un lexique qui nous était vraiment propre. Il faut dire que j'avais rapidement détecté un écueil, qui se révéla juste bien plus tard : les sentiments non réciproques. Or, je ne les souhaitais pas dans notre relation pour diverses raisons. Disons que je nous pensais bien plus libres et légers sans, et que je n'avais aucune capacité à me projeter dans un avenir dit normal, de couple, avec elle. Je préférais largement notre bulle et nos jeux, qu'ils soient de mots, de postures, agrémentés de jouets et de cris à des heures indues. J'aimais beaucoup la faire lâcher-prise et certains mots qu'elle choisit, en contournement de ceux que je lui avais interdit, eurent rapidement le don de me propulser à l'orgasme le plus bestial qui soit. Ainsi, dès le début, je lui ai interdit tout terme se rapportant aux sentiments et à l'amour, tels que « mon amour », « je t'aime », qui, lors de notre premier coït en dehors de cette chambre d'hôtel, semblaient coller à ses habitudes, quand son orgasme pointait autant que ses mamelons et que son cul s'ouvrait (rien de péjoratif dans l'emploi de ce terme dans ce contexte et les circonstances qu'il me rappelle). Cet interdit, dans un premier temps, provoqua en elle une grande frustration dans le pendant. Ce fut le temps d'un déconditionnement qui la priva momentanément d'orgasme à la mesure de ce que nous avions déjà connu. Puis, un premier terme vint se substituer à son « mon amour » : « Démon » dans le pendant. Un second vint pour l'après, de manière toute aussi récurrente : « Tantrika ». Et enfin, juste avant l'orgasme, en cohérence avec la force de ses ongles plantés dans mes fessiers ou mon dos, son « Je te hais » libérateur, juste avant les contractions de son vagin autour de mon sexe qui butait au fond, ou au contraire dans son cul. A force, ce dernier me conditionna et me fit apprécier l'apport de cette frustration par les mots, à un moment aussi important, comme un signal d'un franchissement irréversible. Au final, quand notre histoire se termina, parce que ses sentiments ne furent arrêtés qu'un temps et finirent par exploser, elle me haït vraiment et coupa court à toute forme de rapport. Depuis, j'ai conservé ce « Je te hais », dans certaines relations initiatiques, mais pas uniquement pour le pendant : il traduit très bien la frustration et le désir de l'avant.

Les mots verbalisés traduisent le langage des sens. Ils sont donc un champs d'inventivité infini, dont nous aurions tort de nous priver. Ils marquent aussi le caractère unique de la relation, car, même s'ils ont été employés auparavant, leur sens et ce qu'ils déclenchent, restent uniques et propre à la relation. Ce fut particulièrement le cas avec Nelly, provinciale, passionnée de photographie et de littérature. Pour elle, dès le tout début, je voulus choisir des mots totalement inédits, pour la désigner, en rapport avec sa stature, ses postures et ses paradoxes, entre contrôle et pur lâcher-prise. Elle en fit de même pour moi, sans aucune concertation préalable entre nous. Ainsi, en toutes circonstances, elle me désigna par un « Mon lion », qui, auparavant, dans une autre bouche, m'aurait paru ridicule. En réponse, très rapidement, dans le pendant, la toute première fois, je lui attribuais un « Ma lionne », puis « Ma lionne à crinière d'or », en rapport avec sa chevelure hallucinante et envoûtante, autant au niveau visuel, qu'au toucher. Plus nos étreintes se libéraient, plus le besoin de les traduire en mots se fit pressant chez moi. Il se manisfesta par mon tout premier emploi du terme « Ma Salope », sans aucune connotation péjorative, bien au contraire : il désignait sa capacité irrésistible à me faire lâcher, ce que j'appelle encore aujourd'hui « ma Bête », sans aucune restriction, avec toute sa force brute et primale, passer le cap de ma propre peur de cette brutalité purement animale. Dès qu'il sortit de ma bouche, ce terme fut bien compris et augmenta notre capacité à passer les paliers qui mènent au Nirvana, sans même nous en rendre compte. Mais ce dernier fera l'objet d'un chapitre à part. Avec elle, des termes, qui me heurtaient ou me lassaient prononcés avant par d'autres, tels que « ta queue » ou « ta peau », avaient le don d'ouvrir des portes en moi, dans le sens de la libération et de ma propre acceptation. Nelly, par ses mots entre autres, me changea profondément et fit sauter des blocages, que je croyais jusqu'alors immuables et protecteurs. D'ailleurs, nous maintînmes une correspondance particulière, après la fin mouvementée de notre relation, pendant plus d'un an et demi. Pour ma part, je sais que je ne désignerai plus personne par « Ma lionne » et encore moins « Ma lionne à crinière d'or ».

Ces mots sont la première forme de langage, mais bien loin d'en être la seule. N'oublions pas les sens, tous les sens, évoqués dans le leçon n°3. Ainsi, souvent, s'ils sont bien employés, dans des contextes appropriés et connus des partenaires, avec les bonnes attitudes et les postures adéquates, ils feront le pont vers d'autres formes de langage, telles que le corps et le cerveau, qui les réclameront.

Je pense en particulier au regard, celui de l'autre sur soi, en effet miroir. Il est un stade où les mots deviennent un carcan trop restrictif pour une expression juste. Ainsi, avec Nelly, rapidement, bien plus que je ne l'aurais anticipé, nous avons utilisé l'appareil photo, alors que tous deux, nous étions bien plus habitués à nous trouver derrière que devant l'objectif, pour nous transmettre nos regards, nos tendresses et nos caresses, au-delà des mots, mais aussi du toucher de nos peaux, et agrémenter nos jeux de l'avant ou de l'après, jamais du pendant. Avec

Elisabeth, ce fut presque le contraire. Elle voulut partager ce mode d'expression presque exclusivement dans le pendant, dans une construction créative et une mise en scène de nos ébats. Dans le juste-après, nous revoir nous excitait et ravivait la flamme presque immédiatement. Avec la peintre anglaise, c'était une forme de langage en rapport avec la peinture, mon regard sur elle, et le miroir : nous avons réalisé deux séries de prises de vue, dans le pendant, avec une photographie de Nan Goldin sous son lit qui influença largement le style de nos propres images. Elle tenait à se voir en plein orgasme, dans sa chambre et ses draps d'un blanc immaculé, sous son lustre vintage. Dans tous ces cas, juste après, nous visionnions les images toutes chaudes, avec une distance emprunte de technique, sur le cadrage, les réglages, prétexte pour nous y remettre et franchir de nouveaux paliers, même si nous savions pertinemment que ces photos, même si elles avaient aussi une ambition artistique, ne seraient jamais exposées ou publiées. Pour cela, nous en refîmes, en nous inspirant des premières, en utilisant une technique de comédie qui consiste à se remémorer des moments réellement vécus, afin de faire remonter les émotions demandées.

*

* *

Les postures dans les rituels

Les postures sont essentielles dans les rituels quels qu'ils soient. Au delà des mots, elles doivent être cohérentes, subtiles, non sur-jouées, pour bien fonctionner et répondre aux exigences : les protagonistes doivent se montrer crédibles pour que le scénario fasse son effet. Elles contribuent donc à une mise en condition. Ces dernières impliquent tous les sens, y compris les plus bestiaux et primitifs, autant que le cerveau et les mots, qui peuvent dévier vers les soupirs, puis les cris.

Dans un rapport de domination cohérent, accepté et assumé, les postures sont bien plus importantes que certaines pratiques galvaudées, voire dénaturées, telles que le vouvoiement ou le port d'une laisse par exemple. Dans ces pratiques et cette démarche, ce qui est recherché par les partenaires est l'épanouissement de soi, avec l'autre, dans l'acceptation de ce que l'on est intrinsèquement. On est donc bien loin d'un jeu exhibitionniste au sens de la comédie ou du folklore et ces pratiques ne peuvent que se dérouler dans un cadre intime, dans le sens du rapport humain entre les partenaires, qu'il soit accompagné ou non de sentiments forts tel que l'amour. Les postures traduisent corporellement, mais pas uniquement, et dans l'espace, ce rapport, en particulier dans les rituels et leurs mises en scène. Elles seront mises en cohérence avec le langage, le verbe, les intonations et les gestes, en fonction des situations et des émotions. De même, elles seront discutées et mises au point dans l'échange et le dialogue. Elles seront donc amenées à évoluer au fil de la relation. Elles sont les composantes visibles et tactiles des rituels, une expression corporelle et codifiée venant renforcer et appuyer ce qui est exprimé par le langage verbal, sonore et tactile. Vu de l'extérieur, certaines pourraient paraître humiliantes ou avilissantes, alors qu'elles ne sont qu'une traduction concrète et un support d'une attitude dans une relation à deux. J'exclus donc les termes « humilier », « avilir » et « esclave » de mon lexique, sauf exception, à moins qu'un sens précis et cohérent avec la relation leur soit accordé.

Ainsi, dans un rapport de domination, les postures sont souvent de mon ressort, du moins initialement, et prennent en compte les particularités physiques de ma partenaire. Souvent, la domination se traduit dans l'espace par une position qui s'y rapporte, en jouant sur les sens principaux, en particulier la vue ou son absence : elle se met en position, dans l'attente, en fonction de l'annonce de ma part ou de son invitation de la sienne.

C'est une des raisons pour lesquelles, dans les rituels d'entrée ou de punition, par exemple, les genoux sont très souvent très sollicités, associés ou non à un rapport plus ou moins sensible à la douleur. Le but de cette dernière est de préparer le corps et l'esprit, de les réveiller et les rendre plus sensibles, afin de favoriser le lâcher-prise à venir et de permettre d'atteindre des paliers plus élevés en intensité. Pour certaines postures, il s'agit aussi de marquer clairement la mise à disposition en vue de l'acte, comme dans le cadre d'une fessée, accessoirisée ou non, réclamée ou imposée, mais toujours consentie.

Par exemple, un rituel d'entrée classique se déroulera en suivant une trame qui enchaînera un ensemble d'un minimum de trois postures, commençant par la station debout, lors de ce que j'ai coutume d'appeler la prise de température ou la phase de vérification, puis à genoux à mes pieds, lors d'un premier contact buccal, pour se terminer à quatre pattes, dans l'attente, soit d'une punition sous forme de fessée, soit d'une récompense sous forme d'acte sexuel libérateur.

Cependant, le plus important est dans la motivation et ses manifestations. Ainsi, la Novice avait des contraintes physiques fortes, comme beaucoup de sportifs qui se sont blessés et ont beaucoup sollicité leurs corps. Dans son cas, c'était en particulier les genoux, avec des rotules en mauvais état. Les postures dites classiques lui étaient donc très rapidement trop douloureuses pour être supportables suffisamment longtemps. Il me fallut donc revoir mes habitudes, faire preuve de créativité et d'adaptabilité, sans pour autant dénaturer le sens des postures. Cela me porta aussi à ce qui aurait pu, en d'autres circonstances, être pris pour de l'indulgence déplacée, en adaptant le cadre. J'ai donc ajouté, en fonction de son état du moment, un demi-oreiller, sur le siège de l'entrée, à disposition, dans le but de préserver ses genoux et de prolonger sa tolérance quand elle se retrouvait à genoux. La posture à quatre pattes a été muée en position allongée, sur le ventre, sur le demi-oreiller, dans le couloir. Parfois, je la relevais, la plaquant contre le mur ou la porte de l'entrée, à la manière d'un contrôle d'identité musclé, les deux paumes à plat, les jambes écartées, face au mur ou la porte, croupe cambrée, à disposition et dans l'attente. L'important était de traduire, dans ses postures, le passage sans transition de l'environnement extérieur, à notre bulle, en endossant chacun nos rôles sans attendre. Souvent, dans cette entrée, j'économisais les mots au maximum, passant mes ordres par la simple expression de la posture à prendre : « A genoux », « Debout », « Assis », « Contre le mur », « Sur le ventre ». Mon impatience et ma fébrilité passaient par mes doigts et leurs tremblements, dès le contrôle du suivi de mes instructions de l'avant, comme l'absence de culotte, ou le port des boules de Geisha, ou par la suite, lors du premier doigté, lors du contrôle de son degré d'excitation.

Pour le rituel de la punition, qui fera l'objet d'une leçon à part entière, les postures tournaient autour de l'entrave, avec les liens, des fessées, accessoirisées ou non, des sens et de leur privation, avec le bandeau, dans des poses qui pouvaient durer une demi-heure, toujours de manière à ce que je la surplombe. A ces fins, l'utilisation de mobilier était fréquente : un siège Cartini muni de barreaux de bois, sans dossier, une table basse en bois de Teck aux quatre pieds solides, un canapé, et même parfois le lit. Dans la plupart des cas, les postures étaient sur le ventre, exposant largement ses fesses à ma vue, sa cambrure parfois volontairement exagérée, dans une pièce favorisant sa perception du son. Plus tard, j'utilisais le martinet comme bâillon, quand elle fut prête (ce dernier était un tabou pour elle) et qu'elle finit par me le réclamer, que je lui posais dans une posture à genoux, entre mes cuisses, assis sur le canapé, après une première leçon de gorge profonde.

Dans le rituel, cette posture était une transition pour l'emmener vers la suivante, celle de la table basse, dont le plateau supportait l'essentiel de son poids et soulageait ses genoux. Les postures choisies étant supportables sur une longue durée, sa crainte et le jeu tournaient alors autour de l'attente, de l'abandon, surtout si l'heure de la punition était proche de celle du dîner, que je partais préparer en cuisine. Elle savait que je reviendrais à intervalles réguliers, m'occuper d'elle, vérifier qu'elle suivait mes instructions, la fessant de temps à autres, la masturbant avec mes doigts ou un jouet. Le paradoxe intéressant et perturbant au début avec La Novice était donc que j'avais dû aménager largement les postures dont j'avais l'habitude, au risque de dénaturer la symbolique de la punition, afin de ne pas en diminuer la durée, dimension essentielle de ce rituel, dont la mise en scène et la mise en condition reposaient sur ces postures et leurs enchaînements, à la manière de katas en arts martiaux, dans une chorégraphie largement préméditée.

Enfin, j'évoquerai les postures associées à une pratique particulière : la sodomie. Cet acte est souvent tabou, considéré comme sale ou particulièrement humiliant. A mon sens, dans un cadre de domination, il est tout le contraire et marque un palier important d'abandon, de don et de confiance, car, mal préparé, mal pratiqué, il peut être douloureux et traumatisant : il nécessite que la partenaire s'offre, corps et âme. Ainsi, arrivé à un certain niveau de connaissance mutuelle et d'élaboration des scénarios et rituels, son éventualité était intégré dans chacun d'entre eux, grâce aux postures employées. Dans la mise en condition, en dehors des échanges de l'avant, il y avait la mise en évidence d'objets, tels qu'un Rosebud, un godemichet en verre, ou un plug anal, dont la seule présence parmi l'ensemble des accessoires exposés, pouvaient suffire à provoquer l'excitation et encourager la prise de postures adaptées à leur pose, m'exposant clairement ses fesses. En fonction de mon désir de répondre à sa demande et si j'estimais que son cul était prêt à m'accueillir durablement, je choisissais de la prendre ainsi, de la préparer ou de cultiver sa frustration pour augmenter son désir. Je m'étendrai plus longuement sur cette pratique et sa dimension symbolique dans une leçon qui y sera consacrée.

Cependant, cette dernière me permet d'introduire la dimension du possible, par la posture, mais aussi celle du « non ». Même si l'esprit et la voix réclament ou expriment qu'ils acceptent, le corps, de par ses réactions instinctives guidées par l'inconscient, peut dire « non ». C'est particulièrement vrai dans le cadre de la sodomie : les fesses peuvent se tendre, la voix réclamer, si la rose reste fermée ou tendue, elle dit « non », « pas tout de suite », « pas maintenant », « j'ai peur », « je ne suis pas prête ». Il conviendra donc d'attacher une attention toute particulière à l'écoute et à l'analyse des cohérences et incohérences de l'ensemble, en observant les postures et les réaction du corps. Ce principe me paraît essentiel, en particulier pour toute pratique pouvant entrainer des traumatismes ou des lésions, qu'elles soient physiques ou psychiques.

Enfin, je suis volontairement resté vague sur la description des postures, en particulier sur l'importance de la position des mains, souvent attachées dans le dos, car elles sont un langage à part entière, le vôtre, et auront le sens que vous leur donnerez, à deux. Je ne peux donc que vous inviter à inventer, tester, améliorer, affiner, peaufiner, que ce soit les postures ou leurs enchaînements, dans le cadre de chorégraphies que vous concevrez telles des danses et des performances éphémères, qu'elles soient Butô ou nuptiales. Pensez au Tango !

*

* *

Dans ce type de relation, le « non » est fondamental. Il est d'usage de convenir d'un « safe word », en français, un mot de sécurité. Ce dernier a pour objet, en particulier dans des pratiques poussées, voire même extrêmes, de remplacer le « stop » ou le « non », en se dégageant de toute ambiguïté du langage et de ses interprétations. On retrouve cette pratique dans les sports de combat et les arts martiaux, où, par exemple, on va frapper deux fois de la main l'adversaire, ou le sol, pour signifier la reddition. L'effet attendu est un arrêt immédiat de la prise en cours, sans restriction ni négociation.

Personnellement, je ne pratique que rarement cet usage, en particulier si la confiance mutuelle et l'écoute sont déjà bien présents. En effet, si la progression est bien dosée, l'un aura une bonne conscience de ses limites, y compris en les franchissant, l'autre saura évaluer la réalité et la capacité du premier à assumer une requête, même insistante, dans l'acte qu'elle implique, que ce soit pour son corps ou son esprit. Cependant, cela demande une très grande harmonie entre les partenaires, une très bonne connaissance mutuelle, qui se sera construite au fil du temps, au travers d'un dialogue riche et sans contrainte ni a priori, ni jugement : un vrai dialogue libre, sous toutes ses formes, de tous les sens.

Au moins au début, je ne saurais trop recommander de convenir d'un mot et d'un geste non ambigus, afin de se garantir de regrettables dérapages, qui pourraient amener les protagonistes aux urgences ou à des actes non réellement désirés, qui pourraient aboutir au viol. Entre fantasme et réalité, il y a souvent un monde imprévisible, surtout si le « non », dans toute sa délicieuse ambiguïté, est abordé dans les jeux initiatiques. Dans tous les cas, par défaut, le « non » prévaut sur tout le reste, au moindre doute, quitte à en parler dans l'après, librement, avant de recommencer et de passer, en confiance et en harmonie, un palier ensemble. Ceci est particulièrement vrai dans le cadre de pratiques extrêmes, telles que le sadomasochisme, le fantasme de viol, mais aussi toute pratique qui sera en rapport avec des phobies, telles que les liens et l'attachement par exemple, en particulier avec entrave. Plus on s'approche des limites, qu'elles soient physiques ou psychologiques, plus l'écoute est délicate et indispensable. Il est aussi de la responsabilité du dominant de savoir dire « non » à une demande, considérant que sa partenaire n'y est pas prête.

Ceci étant dit, le « non », la transgression des limites, la mise en lumière des contradictions et paradoxes auxquels nous sommes confrontés, sont un sujet de jeu et de scénario particulièrement riche, y compris en émotions. Le don prend alors toute sa valeur. Le simple franchissement d'un tabou, d'une limite, consacrera le rapport privilégié et unique des partenaires. Nelly m'en a donné toute la dimension à plusieurs reprises, jouant de contradictions exprimées par ses paroles et son corps, dans ses postures, en particulier dans nos rituels de retrouvailles.

La première caractéristique de notre relation était notre éloignement physique, qui représentait une contrainte incontournable et nourrissait en nous une frustration grandissante entre nos rendez-vous. Cette distance imposée nous amena rapidement à instituer un rituel de retrouvailles, afin de remettre en cohérence nos corps et nos âmes, ces dernières étant restées connectées grâce à nos dialogues quotidiens, qu'ils soient téléphoniques ou par mail, alors que nos peaux ne s'étaient plus touchées depuis trop longtemps. Parfois, nous jouions avec le « non » à distance, en nous masturbant au téléphone, lorsque l'attente devenait insoutenable et qu'il nous fallait en trouver une traduction physique, bien que fort frustrante, juste après. Nous commencions à bien la connaître et la vivions plus ou moins mal, en fonction de l'échéance plus ou moins proche de notre future rencontre.

C'est ainsi que le « non » fut introduit, dans le cadre de négociations de nos désirs, exprimées au téléphone, dans des tentatives de résistance le plus souvent vouées à l'échec. Vu de l'extérieur, ou avec un certain recul, cela pourrait paraître assez pathétique. Dans l'après, nous en discutions, en nous disant « Plus jamais ça, c'est trop frustrant. ». Mais invariablement, plus nos rencontres se rapprochaient, plus nous y revenions, initiant ainsi le rituel des retrouvailles et le jeu du « non » transgressé, de l'esprit qui cède au désir animal, après avoir tenté de résister autant que nous le pouvions, avant une délicieuse reddition. La répartition des rôles était simple : à ce jeu, c'était elle qui disait « non », tout en se trahissant par son intonation, sa respiration devenant moins régulière. A moi de la faire céder. C'est ainsi que je lui fis découvrir, presque involontairement, à distance, qu'elle était fontaine, franchissant ainsi un palier supplémentaire dans l'acceptation de son animalité et son lâcher-prise.

Rapidement, ce jeu du « non » se traduisit dans nos retrouvailles et ses postures corporelles. Cela se commençait par la distance, le refus du baiser dans l'ascenseur de l'hôtel, puis la pause nécessaire du déjeuner, au coin du lit, après que le premier baiser me fut accordé, puis repoussé quand mes mains devenaient trop entreprenantes et investigatrices en se glissant sous ses vêtements, exprimant, par leurs pressions, mon impatience et la bête qui guettait, tapie en moi, et qu'elle aimait tant libérer. Quand elle me repoussait, quand mon étreinte devenait trop pressante, mes doigts impudiques et intrusifs dans son intimité qui trahissait son désir au moins aussi fort que le mien, elle verbalisait d'abord avec fermeté : « Non ! J'ai besoin de temps. », alors que notre temps justement était compté, puisqu'elle devait retourner à ses obligations juste après le déjeuner. Alors, nous marquions une nouvelle pause, assis sur le lit, côte à côte, devant la fenêtre et le fleuve, dégustant nos sandwichs ou nos quiches, parfois accompagnés d'une coupe de vin de Champagne, histoire de nous rappeler le caractère festif de nos retrouvailles, après toute cette attente que nous avions endurée.

Elle ne pouvait se permettre d'arriver en retard et il était de ma responsabilité de veiller à l'heure qui filait. Je positionnais donc un réveil sur mon téléphone, facteur de stress supplémentaire. Ainsi, sans trop la presser, une fois nos encas terminés, je la renversais en arrière sur le dessus de lit, tous deux encore tout habillés. Ses « Non » devenaient moins fermes au fur et à mesure que les baisers se libéraient et que mon avant-bras, autour de sa taille, se faisait autoritaire. Rapidement, elle cherchait et trouvait sans difficulté mon sexe, qu'elle frottait à travers mon jean de sa jambe souvent nue, ou gaînée d'un bas noir, avant de prendre la mesure de mon excitation en glissant sa main à l'intérieur, sous ma ceinture, à travers mon boxer trempé. A mon tour, alors que ses « Non » s'espaçaient, quant elle cherchait encore à lutter et reprendre le contrôle de son corps et de son désir, j'écartais sa culotte, étalais sa mouille sur ses lèvres et son clitoris, avant de la pénétrer à un ou deux doigts, à la recherche de son point G familier, dans le secret espoir de la faire gicler dans ma bouche grande ouverte. A ce moment, elle reprenait du poil de la bête quelques instants : ses « Non » résonnaient dans la chambre au travers de ses cris, alors que ses cuisses maintenaient ma tête en place, plaquée contre son sexe dégoulinant, bouchant mes oreilles.

Puis venaient les gestes sans ambiguïté du « Oui » conjoint, alors que ses lèvres balbutiaient encore des « Non » à peine audibles, bien moins que ses « Je te veux mon lion ! Prends-moi ! ». Je faisais glisser sa culotte le long de ses cuisses et de ses chevilles en me redressant. Dans le même temps, elle s'emparait de ma ceinture et faisait de même avec mon jean et mon boxer. L'étreinte était alors bestiale, sans la moindre retenue, alors qu'elle était encore étroite et que je devais forcer, que l'échéance implacable du réveil se rapprochait. A cet instant précis de la première pénétration, elle se gardait bien de prononcer ce « Non », même léger, qui m'aurait immédiatement arrêté dans mon élan, alors qu'il se traduisait de manière contradictoire en sa vulve à la fois dégoulinante, enfiévrée, mais encore serrée, presque trop pour que je la pénètre. Si j'hésitais, ses mains poussaient mes fesses plus fort et me forçaient presque à la prendre vigoureusement, de tout mon membre, d'un coup de reins puissant. Quand c'était le cas, les sons émis par sa gorge devenaient plus gutturaux et rauques, ses mots totalement inintelligibles. Dans l'urgence, je me déversais en elle et m'écroulais de tout mon poids sur son corps relâché, qu'elle soit sur le ventre ou le dos. Quelques secondes encore, nous restions suspendus, tout comme nos sons dans cette chambre d'hôtel.

Peu après, le réveil se déclenchait et marquait le début de l'après. Je la prévenais avant de sortir d'elle, afin qu'elle retienne mon sperme en elle, pour ne tâcher ni sa robe ou sa jupe, ni le dessus de lit. Un tremblement dans la voix, elle me disait invariablement : « Je t'avais dit non ! », en se dirigeant prestement vers la salle de bain. Prêtant l'oreille à ses ablutions, les yeux fermés, la culpabilité m'envahissait, alimentée par le doute. Ce n'était que sur le pas de la porte qu'elle me rassurait vraiment, par un baiser langoureux, le dernier avant le soir, tout en me chuchotant à l'oreille : « Je t'avais dit non. », mais sur un ton si doux et emprunt d'émotion, qu'il me confirmait que j'avais bien fait. Dans la rue, car je l'accompagnais souvent pour quelques dizaines de mètres sur le chemin, prolongeant cet instant de retrouvailles, d'abord côté à côte avec quelques effleurements discrets, puis à bonne distance, la roseur de ses joues, puis son regard illuminé, quand elle se retournait pour me faire signe de la main, finissaient de me convaincre.

Nelly m'a appris le sens du « non » qui veut dire « oui »,

doublement. Avant elle, si une femme me disait « non » au moment de la pénétration, que ce soit verbalement, ou par sa vulve qui ne s'ouvrait pas suffisamment, je m'arrêtais systématiquement. Depuis, quand cela arrive, j'essaye d'approfondir la question par le dialogue, autant verbal que tactile, avant de renoncer définitivement.

Leçon n°6 : punition et transgression

Qu'est-ce que la transgression ? « Action de transgresser une loi, un ordre, un interdit. ». Personnellement, j'ajouterais un adjectif à « ordre » : établi. Alors, qu'est-ce que transgresser ? « Ne pas obéir à un ordre, une loi, ne pas les respecter ; enfreindre, violer. ». Ainsi, transgresser, c'est avant tout bousculer, remettre en question, de manière plus ou moins violente, voire même puissante. En fin de compte, il s'agit donc de dépasser, se dépasser, et dans ce type de rapport, ensemble.

Qu'est-ce qu'une punition au sens commun ? « Action de punir, d'infliger un châtiment, une peine ; ce châtiment, cette peine : La punition des coupables. Punitions corporelles. ». Contrairement aux idées reçues, la notion de faute n'y est pas obligatoirement associée. C'est le sens que j'emploierai dans cette leçon en rapport à la domination.

La punition est un rituel transgressif, au sens où il participe à repousser les limites dans un accompagnement sur mesure, qu'elles soient physiques ou psychiques, impliquant souvent la douleur ou la contrainte, toujours consenties, dans une progression. Au sens physique, certaines pratiques comme l'entrave, la privation d'un ou plusieurs sens, permettent de préparer le corps, d'éveiller sa sensibilité, d'exacerber sa réceptivité et de déclencher certaines sécrétions chimiques au sein du cerveau. Au sens psychique, ces rituels favorisent l'entrée dans un état d'abandon et de lâcher-prise pour l'un, de vigilance accrue pour l'autre.

Arrivés à un certain stade, il est possible d'aboutir à des états de consciences modifiées, en osmose, dans une progression qui sera orchestrée comme une danse, avec des moments puissants, succédant à des instants de grande douceur et de soulagement, au sens propre du terme. Cette pratique est un moyen de franchir ensemble des paliers, de repousser des limites et des interdits souvent fortement ancrés de préjugés culturels ou personnels.

Cependant, je tiens à faire la distinction avec la course à l'intensité, qui aboutit fatalement, au sens propre ou figuré, à une impasse. Dans notre cas, l'intensité et la transgression sont des outils et des moyens de dépassement de soi, dans un parcours initiatique le plus souvent, vers un don de soi à l'autre, quelle que soit sa position, d'attention à l'autre et à soi, amenant à une perception augmentée, impliquant autant le corps que l'esprit, l'animal que le cérébral. Bien menée, la punition intensifie le pendant et favorise les remontées impromptues de l'après. Même s'il y a douleur mesurée, le plaisir partagé ne vient pas de la souffrance infligée ou reçue, qui amènerait alors à un rapport déviant de son objectif : le sadomasochisme, accompagné d'une dimension perverse au sens psychiatrique, c'est-à-dire d'une motivation de destruction et d'objectivation de l'autre, qu'il devienne alors matière inerte ou instrument. Même si les pratiques peuvent être extérieurement assimilés pour des néophytes, le rapport en lui-même est très différent et vivant. Les limites, bien que repoussées, restent bien présentes, d'où l'importance d'alterner les séquences intenses et les séquences plus douces, voire même tendres.

Enfin, n'oublions pas ce qu'est un rituel : « Ensemble d'actes, de paroles et d'objets, codifiés de façon stricte, fondé sur la croyance en l'efficacité d'entités non humaines et approprié à des situations spécifiques de l'existence. ». D'un point de vue primitif, le rite est hautement symbolique, il marque des passages forts. Dans certaines civilisations, sa mise en oeuvre peut aboutir au sacrifice ou à l'acte de fécondité et amener à la transe. Ce sera notre objet, au sens plus symbolique que réel.

La punition est un rituel codifié et orchestré. Sa motivation est le réveil des sens et de l'esprit, par le ressenti, dans le but est d'aboutir à une forme d'abandon, presque de relaxation. Elle répond donc à des règles établies. Sa mise en scène, la mise en condition, sa durée et son déroulement sont donc essentiels pour parvenir à ce don de soi. Le dominant est donc le maître de cérémonie et a en charge son bon déroulement. Cela lui demande une écoute particulière, de tous les sens et les signes émis par sa partenaire. En particulier, il saura en poser les limites et conserver une vigilance accrue. En toutes circonstances, il conservera sa capacité à dire « non » ou « stop » à sa partenaire, s'il juge, que malgré sa requête, son seuil de tolérance ou son éveil sont atteints, voire dépassés. Dans ce cadre, elle s'en remet totalement à lui, en toute confiance, à sa merci, au moins d'un point de vue symbolique.

La transgression consiste alors à flirter avec les limites, dépasser les tabous, le plus souvent symboliques, jouer avec, dans une progression subtile. L'apport des traces de toutes natures témoignera de celle-ci, de ce qui s'est passé, et pourra, dans l'après, en faire remonter de délicieux souvenirs. Ces traces peuvent toucher tous les sens ou presque. La vue pourra être réveillée par la photographie par exemple. Le toucher, par de légères douleurs éventuelles.

La mise en condition

La mise en condition s'organise en deux temps : la préparation, qui sera partagée, et, au début du cérémonial, l'exposition de la mise en scène, en situation.

Avec Nelly, la punition n'était pas nommée, mais nos rituels de retrouvailles en avaient le goût et souvent les apparences, en particulier par le jeu des postures que j'ai évoquées dans la leçon précédente, à la nuance près que cette dernière était probablement double, autant pour moi que pour elle, dans un jeu de ping-pong subtilement dosé, dans une improvisation éphémère qui répondait pourtant à un scénario répétitif qui contribuait à notre mise en condition. Avec elle, elle était bien plus psychique que physique. En fin de retrouvailles, je lui présentais les accessoires que j'avais apporté en les étalant sur le lit, juste avant qu'elle prenne congé avant de me retrouver le soir.

Avec Elisabeth, très sensible aux harmonies sonores, nous concevions ensemble une play-list adaptée, essentiellement autour d'instruments à cordes, classique ou moderne, en y incluant même du Hard-Rock parfois, du fait de l'utilisation d'harmonies dites « sataniques », auxquelles elle était particulièrement sensible. Il faut dire que ces dernières avaient aussi la faculté d'augmenter la force de mon bras, ce qui pouvait la marquer plus durablement. Elle avait la peau très fine et claire, la cambrure très marquée, la taille fine et le postérieur en forme de pomme, qui rougissait autant que ses joues. La punition pouvait se dérouler aussi bien en intérieur qu'en extérieur, c'est-à-dire chez moi, que ce soit dans mon entrée, sur mon lit ou dans mon salon, que dans sa voiture, ou même vraiment dehors, attachée contre un arbre dans un bois, à une chaise de jardin sur une terrasse, sur un drap en lin entre les pitons rocheux de la forêt de Fontainebleau, ou derrière une dune des plages du débarquement, au milieu des joncs. Dans ce cas, le signal était donné par le bâillon qui n'était autre qu'un bandana, qu'elle conservait précieusement dans son sac, tout comme quelques accessoires comme une cordelette, un petit vibromasseur en forme de rouge à lèvres, et deux pinces à dessin aménagées pour l'office, sans oublier les boules de geisha, qu'elle devait porter systématiquement, dès que nous sortions de chez elle ou de chez moi. En général, elle sortait le bandana de son sac et me le confiait. Alors, je vérifiais qu'elle ne portait pas de culotte, puis la présence des boules de geisha et son état d'excitation. Souvent, nous étions en voiture, à un feu rouge ou un stop. La mise en condition durait tout le temps du parcours : elle avait cette capacité à pouvoir conduire tout en ruisselant entre mes doigts ou même en me masturbant. Parfois, elle me donnait le signal avant même que nous soyons sortis du restaurant ou du cinéma. Dans ce cas, je remplaçais les boules de geisha par un oeuf vibrant à télécommande à distance.

Avec la Novice, j'avais pour usage d'en discuter avec elle avant, en particulier en évoquant les objets que je serais susceptibles d'utiliser, le cadre dans lequel la punition aurait lieu, le mobilier impliqué, tout en gardant certaines options secrètes, celles sur lesquelles je pouvais conserver un doute sur ses limites. Ces échanges se nourrissaient des punitions précédentes et s'inscrivaient dans une progression. Elles s'inspiraient aussi de ses rêves érotiques qu'elle me relatait, entre nos rencontres, et qui, souvent, la réveillaient en pleine masturbation.

Elle avait deux grands tabous que j'avais rapidement identifiés : le cou et le bâillon, associé à sa salive. Très tôt, je l'avais initiée à la privation de la vue, sans le moindre souci, et elle avait particulièrement apprécié. Le bandeau revint pour plusieurs séances. De même, j'avais été très graduel dans le rituel de la fessée, autant par sa durée et que la force que j'y donnais, d'abord à mains nues, puis en faisant usage d'accessoires plus ou moins intenses, que j'alternais en fonction de ses réactions. Pour la punition, j'avais attribué un lieu : mon salon. Le plus souvent, avant son arrivée, je l'aménageais en fonction du scénario que j'avais élaboré, disposant et préparant les accessoires avec soin, comme un chirurgien dispose ses instruments sur un plateau avant d'opérer, présentés dans un ordre préétabli. L'horaire et la durée de la punition étaient prémédités. Parfois, elle sautait purement et simplement, jugeant qu'elle n'était physiquement pas en condition de la recevoir. Ce n'était que partie remise et entretenait la frustration, car chaque progression, en particulier en intensité, était ressentie comme une victoire personnelle sur les limites de son corps ou de son esprit.

Dans nos rituels, le temps avait une dimension primordiale, vu et traité comme une contrainte forte, dans le cadre d'un programme chargé, marqué de temps différents, dans lesquels une ou deux punitions étaient inscrites. Afin d'en garantir au moins une, je positionnais donc systématiquement des réveils à chaque heure, à partir de son entrée, en milieu d'après-midi. Cette dernière, même si elle était parfois abrégée, marquait notre entrée dans cette bulle de débauche, qui allait enfler d'heure en heure. La durée initiale de la punition était d'un maximum d'une heure et d'un minimum d'une demi-heure.

Ainsi, il me fallait être attentif à son état physique, certaines faiblesses osseuses ou musculaires liées à son héritage génétique ou à sa pratique du sport. Elle rêvait de marques, de bleus, de striures, mais son seuil de tolérance ne permettait pas de les atteindre directement. Cependant, elle se rendait compte qu'à chaque séance, mon bras se lâchait un peu plus, plus longuement sur certaines zones de son corps immobilisé, et que ce dernier réagissait, soit en tentant la fuite quand j'atteignais son seuil de tolérance, soit, au contraire, en allant vers moi, anticipant mes gestes, en réclamant encore plus. C'était particulièrement le cas pour son cul, qui se cambrait de plus en plus au fur et à mesure de la séance. Dans l'avant, nous en parlions, et ses punitions alimentaient ses rêves érotiques, qu'elle me confiait. C'est ainsi que le bâillon, qui se terminait par un martinet à fines lanières cinglantes, était systématiquement présent et bien visible, quand elle s'approchait du lieu de la punition. A contrario, je conservais hors de sa vue, dans un petit sac qu'elle savait garni, d'autres accessoires censés lui faire peur ou réveiller quelques angoisses, parce que dépassant ses blocages ou ses capacités, telles que des pinces à seins en acier aux ressorts assez fermes et doublées d'une chaîne plutôt lourde, des pinces à dessin, ou un RoseBud que je conservais dans la poche de mon peignoir. Par contre, je jouais sur l'effet d'accumulation dans cet étalage, en particulier avec un amoncellement de cordes diverses, aux textures et longueurs variées, ainsi que d'accessoires de fessée qu'elle affectionnait et pour lesquels le jeu consistait à les reconnaître, les yeux bandés, quand ils officiaient sur ses fesses, ses cuisses ou son dos.

Enfin, je gardais toujours le mystère sur la ou les récompenses que je pourrais lui octroyer durant la punition. Allais-je la prendre ainsi sur la table basse, les poignets liés dans le dos jusqu'à sa natte prise dans les cordes ? Allais-je la gratifier d'une masturbation avec le godemichet en verre qu'elle affectionnait tant et qui touchait à un point précis de son vagin, qui la faisait ruisseler le long de ses cuisses ? Allais-je lui poser le RoseBud, afin de la préparer à une sodomie plus vigoureuse et épaisse de mon membre, tout en usant du martinet sur ton dos ? Invariablement, elle savait que la récompense était associée à un dépassement ou à sa capacité à me faire perdre le contrôle de mes pulsions sexuelles. Elle savait que quand je la fessais et que son cul remontait vers moi, j'avais du mal à résister à la tentation de la prendre par derrière.

*

* *

Le déroulement

Entre le fantasme, nourri par les échanges de l'avant, la mise en condition et les capacités du moment, il y a toujours un écart qu'il convient d'accepter. Ainsi, cela ne se déroule jamais strictement comme prévu ou souhaité dans l'avant. C'était particulièrement le cas avec la Novice, dont les seuils physiques étaient souvent en deçà de ses envies et les peurs bien ancrées. Avec elle, il me fallait écouter bien au-delà de ses paroles, son corps et ses réactions, sa fatigue aussi liée aux entrainements sportifs. « Ma chienne » prenait tout son sens lors de ce rituel, que ce soit par ses postures, sa demande récurrente de bâillon, ou la manière dont je la prenais parfois en fin de punition.

Ainsi, je me souviens de la première fois où je lui ai posé le bâillon. Ce dernier revêt un paradoxe, car le bâillon en lui-même constitue la poignée souple et ferme d'un martinet, dont elle craignait les morsures précises et cinglantes sur ses fesses et ses cuisses. De même, elle nourrissait un réflexe de déglutition de sa salive, qui me frustrait, lors de nos leçons de gorge profonde et un tabou autour de la salive et probablement des fluides, qui moi, au contraire, ont tendance à particulièrement exciter ma bestialité. Souvent, je lui faisais prendre conscience de l'abondance de ses flux de cyprine et cela augmentait son excitation, autant que la mienne.

Cette séance était prévue en deux temps : un premier consistant à l'attacher en lui confectionnant un harnais sur mesure, m'offrant ainsi des prises sur son corps, mais aussi constituant un début d'entrave et un second temps sur la table basse. L'horaire était fixé à 20h, alors que je devais m'affairer en même temps en cuisine, jouant ainsi sur l'attente et l'abandon, l'odeur du dîner parvenant petit à petit jusqu'au salon, dans l'impuissance de l'entrave et de la position, sans possibilité de contournement de cette mise à disposition de mon bon-vouloir et les surprises auxquelles elle savait devoir s'attendre, lors de mes allées et venues répétées entre la cuisine et le salon.

Les postures étaient conçues dans une évolution : la station debout d'abord, lors de la pose du harnais, à genoux à mes pieds, ensuite, lors d'une première gorge profonde, et pour terminer, à genoux, le tronc sur la table basse, dos et fesses bien exposés. Elle était nue, la pièce tout juste tiède afin de lui faire ressentir sa peau et la fragilité de son état. Debout face à la table, moi en peignoir sans rien dessous, je commençais à l'attacher au moyen de ces cordes spéciales, un peu élastiques, qui me donnaient bien plus de possibilités sensuelles et pratiques qu'une corde normale. Arrivé au niveau de son sexe, je les passais autour de ses lèvres, ménageant un noeud épais comme un doigt, placé sur son clitoris, puis, dans la raie de ses fesses, et des poignets sur ses fossettes, juste au-dessus de ses reins, zone particulièrement érogène dans son cas. La pression était calculée pour que je puisse autant libérer sa vulve que sa rose, et même y caler un sex-toy, libérant ainsi mes deux mains et garantissant la prise. Si je la prenais, la pression des cordes autour de mon sexe avait la faculté de me faire grossir encore plus en elle, ce qu'elle appréciait et appréhendait, surtout si je la prenais par le cul.

La mise en condition avait débuté lors d'un encas, vers 18h, afin de nous donner les forces suffisantes pour une bonne punition, car cela demande de l'endurance de part et d'autre. Comme souvent, nous avions commencé à en parler, entre deux coïts, agrémentés de quelques fessées plus ou moins fermes, à mains nues, commençant ainsi à sensibiliser son corps et déclencher la chimie du cerveau. De même, lors de ces ébats annonciateurs, les positions étaient à la fois plus bestiales et dominatrices : je commençais à serrer mes doigts autour de son cou, tout en la prenant, allongé de tout mon poids sur son dos, poussant loin mes pénétrations. Dans cette plage de temps, je sentais son animalité se réveiller. Elle me réclamait d'y aller plus fort, à fond, de ne pas m'arrêter. Elle n'en avait pas toujours conscience, mais le temps de la punition avait déjà commencé, et je choisissais ce moment précis pour m'arrêter, juste avant qu'elle atteigne l'orgasme, ce qui l'enrageait. Dans ses moments, elle me haïssait, le criait à tue-tête et cela me ravissait, ce qui la frustrait encore plus, elle qui m'avait défié au début, en se vantant fièrement de tout savoir de l'art de la frustration sexuelle.

A 20h, le réveil sonna et marqua le changement de lieu. Durant nos ébats, le salon était resté sans chauffage et la température de la pièce était inférieure, de quelques degrés, de celle de la chambre, que nous venions de faire largement monter durant pas moins de quatre heures. Ramenant le plateau du goûter à la cuisine, je lui laissais découvrir seule, nue, dans le salon peu éclairé, la disposition des accessoires sur le canapé, la table basse dégagée, le coussin pour ses genoux à ses pieds, garni d'une serviette éponge destinée à recueillir ses fluides. Demi-oreiller ferme sous le bras, elle devait apporter la dernière touche au décor, en le disposant sur le plateau de la table basse, dans le sens de la longueur. La musique était déjà en route quand je revenais vers elle, allumais le chauffage que je plaçais à un mètre du coussin. Debout, face à la fenêtre, je lui posais le harnais, puis la mis à genoux sur le coussin pour lui attacher les bras dans le dos, ouvrant mon peignoir et lui donnant ma queue à toucher entre ses doigts, avant de prendre sa température intérieure au moyen de mon index.

Ainsi harnachée, empoignant le gros noeud de cordes prévu à cet effet au milieu de son dos, je la relevais et la dirigeais vers le canapé, avant de la mettre à genoux et de m'assoir, cuisses écartés, peignoir tombé sur le cuir, une main sur sa tête, l'autre sur mon membre au gland enflé et décalotté sous ses yeux. Cette posture correspondait à la lettre à un rêve qu'elle m'avait confié quelques nuits auparavant et qui l'avait fait se réveiller, deux doigts fermement ancrés dans son vagin ruisselant. Entre rêve et réalité, elle comprit qu'il n'était pas si simple de me maintenir en bouche et qu'elle devait m'avaler encore plus profondément, ce qu'elle fit de bonne grâce, sous la pression autoritaire de ma main sur le haut de son crâne. Puis, sur la fin, refusant de lui donner mon jus, je me saisis du martinet et m'en servit pour stimuler ses bras et son dos, sa chute de reins, alors que je la maintenais immobile, ma queue toute entière en bouche, mon gland butant contre sa gorge. Puis je posai l'instrument sur le canapé, relevai sa tête en tirant fermement sur sa natte, et la relevai, laissant sa bave couler à l'embrasure de ses lèvres, puis sur ses seins aux tétons durcis, que je torturai quelques instants entre mes doigts. Si elle y avait été prête, c'est le moment que j'aurais choisi pour lui poser les pinces à tétons, mais cette séance avait pour objet principal le premier test du bâillon. Or, je suis toujours une règle simple, quand j'apporte une évolution : ne jamais changer plus d'un élément à la fois, afin de se donner la capacité à identifier les effets de manière certaine et sans ambiguïté sur leur cause.

Le deuxième temps était venu. Je l'installai sur la table, lui posai le bâillon sans trop le serrer sur sa nuque au moyen d'une corde souple et douce. Je peaufinai en lui posant le bandeau sur les yeux, disposai sa tête sur le côté, sur l'oreiller, observant les premiers effets du manche du martinet, les premières auréoles de salive. Je l'abandonnais ainsi cinq bonnes minutes, lui donnant le loisir d'apprécier sa posture, ses secrétions, alors que je m'affairai en cuisine en tendant l'oreille.

A mon retour, elle ne se douta pas que j'avais extrait du frigidaire le godemichet en verre, ainsi que quelques glaçons aux formes bien arrondies, que j'avais placés dans un petit bol japonais. Elle était presque assoupie, relâchée, dans cette posture à laquelle elle s'habituait, la réconciliant avec ma table basse, à laquelle elle se cognait souvent d'elle-même. Je plaçais un glaçon dans le creux de ma main et préparais ses fessiers en l'y faisant fondre en la caressant, puis en lui glissant dans le vagin. Un second succéda au premier dans ce logement, malgré ses tentatives de protestations engourdies par le bâillon. La peau luisante, le cul bien remonté, je la claquais à mains nues, d'abord, puis avec la spatule en bois, et enfin à la ceinture de cuir large. Elle n'en eut certainement pas conscience, mais je pouvais admirer ses ruissellements, autant le long de ses cuisses, jusqu'à la serviette, que sur l'oreiller, dont les sombres auréoles s'étendaient à vue d'oeil. Je lui fis glisser un glaçon dans la raie des fesses, avant de l'introduire dans sa chatte bouillante et bien offerte, puis réchauffai le RoseBud dans ma bouche, avant de le placer dans son anus en le tournant doucement, jusqu'à qu'elle l'aspire. Faisant mine de préparer une nouvelle salve de fessée à main nue par mes caresses, je m'emparai du godemichet en verre encore bien froid et l'introduisit sans ménagement dans son antre, dans un bruit d'eau qui me fit bander plus que de raison. Je dus vraiment lutter avec toute ma volonté pour ne pas l'extraire et la prendre avec ma queue, le gland écarlate et en pleurs. Mais je repris le contrôle et, respectant mon scénario, je la masturbai jusqu'à l'orgasme avec l'instrument qui se réchauffait en elle. Je coinçai la grosse boule entre ses lèvres au moyen des deux cordes qui l'entouraient, lui donnai un temps de récupération de quelques longues secondes, puis me déplaçai de l'autre côté de la table, face à elle, après avoir augmenté l'intensité du chauffage sur ses fesses déjà bien rouges.

Nu, bandant, je la libérai du bâillon et sans attendre ses premières paroles, lui introduisis mon membre épais jusqu'à la gorge, dans un bruit de déglutition qui m'encouragea à buter, tout au fond, avant de m'extraire tout aussi précipitamment, lui laissant croire que la punition était arrivée à son terme. Cet espoir fut de courte durée. Martinet en main, il s'abattit vivement sur ses fessiers, son dos et ses avant-bras. Je savais qu'elle appréciait, au vu de son cul qui remontait à chaque claquement sec, même si verbalement, elle s'en plaignait. Ses « Aie, tu me fais mal ! C'est trop fort ! » faisaient partie du jeu et m'indiquaient que j'étais à ses limites, que je devais redoubler de vigilance, que nous étions au stade, comme en sport, quand nos muscles nous demandent d'arrêter l'exercice qui les fait souffrir, où il faut continuer juste un peu, terminer la série.

Faisant mine de répondre à sa demande, je laissai choir le martinet, retirai le bandeau de ses yeux, puis me déplaçai vers le chauffage que je reculai. Ses mains se tendirent vers moi, comme pour me réclamer que je les libère à leur tour de l'entrave des cordes qui marquaient ses poignets. Elle commençait à ressentir des fourmis, me confia-t-elle pour argumenter. Au lieu de cela, je lui remontai dans le dos, du bout des doigts, lui retirai le RoseBud, et le remplaçai par mon gland, puis, progressivement, en jouant des hanches très lentement, par tout mon membre. Elle cria fort, plus fort que la musique, dont j'avais pourtant largement augmenté le volume et jouit une seconde fois, du cul, le godemichet en verre coincé dans son vagin, mes doigts fermement arrimés à sa natte prise dans les cordes. La sonnerie du four marqua la fin de cette punition.

Je l'abandonnai quelques instants pour m'occuper du dressage des assiettes, puis revint vers elle, tout en douceur, la retrouvant totalement relâchée et dégoulinante, affalée sur l'oreiller. Très lentement et en accompagnant mes gestes de caresses, je dénouais les cordes, puis le harnais, lui laissais encore quelques minutes avant de repartir en cuisine pour revenir, chargé du plateau. La table était nette, elle, assise en tailleur contre le mur, en peignoir de bain, les yeux brillants, sans un mot. Nous étions prêts à dîner et à savourer.

*

* *

Transitions

Si l'on devait représenter l'orchestration de l'intensité et des éveils lors des punitions, je dirais que c'est une courbe en dents de scie, montant par paliers, pour s'approcher graduellement des limites, autant physiques que psychiques, favorisant une harmonie intime. Ceci est particulièrement vrai, à mon sens, dans le cadre de certaines pratiques, que j'aborderai plus en profondeur dans de futures leçons : l'attachement avec les cordes, la vigueur des fessées et autres flagellations, la sodomie. Ces pratiques ont cela en commun, qu'elles demandent de la préparation, de la mesure, de la délicatesse, bien au-delà des apparences extérieures. Cette courbe, si elle devenait continue, sans butée sur une limite horizontale, dénoterait une dérive vers le sadomasochisme que j'ai évoquée en introduction de cette leçon.

Un peu comme dans le tantrisme, à travers l'éveil des sens, la stimulation de la chimie du cerveau, il s'agit d'un parcours marqué par le franchissement d'étapes, en direction d'un absolu ou d'une harmonie, entre corps et esprit. L'esprit doit donc rester éveillé, réceptif et en alerte par ce jeu des contrastes, de l'attente. Conjuguées avec le jeu de la privation ou de la transformation des sens premiers, tels que la vue ou l'ouïe, ces transitions sont un moyen d'y parvenir, parmi d'autres. Il ne s'agit donc pas d'une pratique addictive, dans le cadre d'une course effrénée à la sensation à travers l'intensité primaire. En bref, s'oublier ne consiste pas à nier l'esprit, mais bien à l'intégrer. Se soumettre ne consiste pas à devenir un objet, mais bien à se révéler pleinement à l'autre, dans toute sa nudité et son intimité la plus primaire et donc sensuelle.

D'autre part, les transitions ont une fonction essentielle : briser la routine qui pourrait rapidement s'installer dans le cadre de scénarios trop réglés et figés, devenus trop prévisibles et routiniers, relevant plus d'un conditionnement pavlovien, en ménageant une part de surprise et d'imprévu pour éviter cet écueil.

De ce point de vue, Nelly en avait l'instinct, cela ne se posait pas avec la Novice qui avait encore beaucoup à découvrir de cette voie, mais j'ai dû particulièrement y travailler, en sens inverse, avec Elisabeth, qui avait versé dans cette course au sadomasochisme. En effet, je m'étais aperçu que quand elle se donnait, elle s'effaçait dans ses propres désirs et perdait toute notion de limites, en particulier des siennes. Ce travers pouvait se révéler dangereux, car elle ne reprenait contact avec ses limites qu'après coup et le risque était grand d'aller bien au-delà de ce qu'elle pouvait supporter sur l'instant. Je mis pas moins d'un an pour comprendre ce mécanisme et élaborer une forme de déconditionnement, l'amenant à dissocier petit à petit plaisir et intensité, tout comme éjaculation et orgasme me concernant.

Le travail des transitions fut un point clé pour y parvenir, tout en introduisant un jeu de l'insécurité, qui éveillait autant son esprit que ses sens. C'est aussi ainsi que les traces évoquées dans l'après prirent progressivement un autre sens dans nos liens, bien plus subtils qu'un gros bleu causé par un outil que je considère comme grossier, tel que le fouet, car c'est l'instrument qui fait l'essentiel du travail et non le bras qui le porte, même si, de par sa surface de contact, il sécurise l'impact et ses conséquences physiques. Dans certains arts martiaux, on apprend que plus le point d'impact est concentré et réduit en surface, plus il est potentiellement destructeur, par l'onde de choc qu'il produit dans le corps, un peu comme une balle explosive qui éclate à l'impact, efficace pour neutraliser définitivement l'adversaire, et pénétrant. Or, le but de la relation de domination n'est pas la destruction de l'autre. De même, au-delà d'une certaine limite qui est propre à chacun, plus aucune douleur ne sera ressentie, par la sécrétion dans le cerveau d'une substance qui annule le message véhiculé par les nerfs, afin de la rendre supportable. Certains l'auront probablement vécu involontairement, lors d'accidents de voiture par exemple, où, si l'on reste conscient, on s'aperçoit après-coup d'une fracture ouverte, en particulier, une fois qu'on en prend conscience en la voyant de ses yeux ou que les secours s'affairent à la traiter en urgence. Ces transitions sont donc un gage de sécurité et de ressenti.

Avec Elisabeth qui avait perdu ce sens de ses propres limites, ces pauses que je ménageais eurent la fonction de garder le contact, préserver le dialogue, m'assurer que son corps tout comme son verbe pouvaient encore me donner le signal de la fin de la punition, car c'est à la punie d'en décider et au dominant de l'entendre. Ainsi, entre chaque passage intense, je la caressai, de plus en plus longuement, sans la pénétrer, pratiquai le cunnilingus, une ou deux fois, ménageant ce contraste fort avec la phase précédente, jouant de sa frustration non pas de désir, mais d'intensité, dont l'objet initial était de perdre son esprit dans une illusion de maîtrise de son corps. Malgré ses demandes, dans ce contexte, quand je la prenais, j'y allais lentement, profondément, à l'inverse de sa demande frénétique de bestialité brutale. Avec elle, je commençais par les pinces à dessin, particulièrement oppressantes et infligeant une douleur vive dès leur pose, pour passer ensuite aux pinces à tétons garnies d'une protection en caoutchouc et terminer avec les pinces à linge en bois, plus chaleureuses et vivantes. Avec le recul, je dirais que le cheminement était à l'exact opposé de ma pratique avec la

Novice, que je taquinais en lui répétant qu'elle était douillette et bien loin de supporter l'intensité nécessaire à ses fantasmes de bleus et de traces durables de nos rituels. D'ailleurs, il lui fallut plusieurs séances pour supporter le bâillon et laisser libre cours à ses épanchements salivaires, dont je cherchais à tirer partie pour les leçons de gorge profonde.

A Elisabeth, je finis par apprendre que par une simple pression ferme de mes doigts appliquée au bon endroit sur une durée suffisante, elle aurait les bleus tant recherchés et qu'ils persisteraient plusieurs jours. Cela passa par les cordes, en chanvre, dont les noeuds laissaient leur empreinte sur certaines zones, bien plus subtilement que l'engourdissement provoqué par un serrage excessif. Avec elle, j'attachais un soin particulier à lui faire ressentir le toucher à la fois des cordes, mais aussi de mes doigts, souvent positionnés pour protéger sa peau lors de leur passage, que je noue ou dénoue notre oeuvre éphémère, autant graphique que sensuelle et sexuelle. Nous fîmes ensemble ce parcours de retour à la symbolique, en partant de la seule sensation, pour redonner place à l'esprit. C'est ainsi qu'un mois durant, au tout début de notre relation, je ne la pénétrais d'aucune manière, si ce n'est de mes doigts ou ma langue, sans pour autant nous priver d'orgasmes de plus en plus puissants. Le jour où la vraie pénétration vint, ce fut une première apothéose pour nous deux, ensemble, en pleine harmonie consciente. Je pense sincèrement que si nous avions continué plus longtemps, nous aurions eu la capacité à atteindre ce qu'il convient d'appeler le Nirvana. Mais ceci est une autre histoire.

Enfin, l'incapacité à supporter ces transitions fut parfois la raison pour laquelle il m'est arrivé d'abréger certaines relations, comme avec Marie, qui ne cherchait qu'à assouvir ses pulsions du moment, avec une urgence qui ne tolérait aucune frustration, aucune attente et encore moins la construction de cette bulle qui m'est si chère. Elle vivait ces transitions comme des faiblesses, ne percevant pas que dans ces pauses elle ne descendait pas à son point de départ, et que, quand nous reprenions, elle montait un cran plus haut. Son impatience a rapidement amené l'ennui et la déliquescence de notre relation.

Leçon n°7 : entrave et cordes

Cette leçon pourrait faire l'objet d'un ouvrage à part entière. Elle comportera donc, très probablement, un caractère frustrant, avec un goût de trop peu, pour les initiés, d'autant plus qu'il n'y a certainement pas une seule et unique manière d'aborder les cordes et l'entrave.

L'origine de cette pratique est située au Japon, du temps du moyen-âge, en particulier à l'époque troublée d'Edo, dans un cadre de torture et du supplice, au sein d'une société particulièrement hiérarchisée et bardée de codes très précis. De plus, les figures et l'esthétique qui les accompagnent ont traversé les âges dans cette société insulaire et végétale par excellence ou l'art a toujours été omniprésent, y compris dans les gestes du quotidien. Pour ma part, j'ai découvert cette discipline grâce à la photographie, par la dimension graphique du travail de Nobuyoshi Araki. Ce n'est qu'au fil du temps que, petit à petit, je me suis intéressé à l'histoire de cette pratique et à son utilisation d'un point de vue érotique, dans les rapports entre les samouraïs et les geishas, comme un instrument supplémentaire de création et de domination, favorisant le toucher et l'abandon, comme un acte d'attention fort et de confiance mutuelle, chargée d'une dimension symbolique importante. Il est à noter qu'en aucun cas on n'attachait les samouraïs, dont le code d'honneur, le Budo, interdisait toute fuite.

Dans le cadre d'une relation intime, j'y intègre la stimulation des points érogènes connus de la personne, au moyen de noeuds de blocage. Pour les puristes, l'utilisation des noeuds nuit à l'esthétique et est réputée insultante ou dégradante pour le supplicié. Pour ma part, j'estime que nous ne sommes pas de culture japonaise, ni plus au temps d'Edo (1600 après Jésus-Christ). Comme dans d'autres domaines, ce qui me semble essentiel est d'acquérir un minimum de technique et de connaissances, pour alimenter ensuite une recherche personnelle et créative. C'est ainsi que j'ai cherché et que j'utilise d'autres matières que celles employées traditionnellement (le jute au Japon, le chanvre en Occident), ouvrant d'autres possibilités et des sensations différentes. Contrairement à ce que l'on voit le plus souvent, je n'attache que peu d'importance à la suspension à ce jour, car elle était destinée à l'exposition au public du condamné, lors du supplice. De plus, elle présente plus de dangers physiques et demande des équipements spécifiques, tels que des poutres ou des anneaux fixés solidement au plafond, ou même un portique souvent onéreux et inesthétique. Ayant moi-même pratiqué des arts martiaux, je me concentre beaucoup sur le travail au sol, l'ancrage à la terre-mère, et parfois, surtout dans le cadre du rituel de punition, j'utilise du mobilier, tel que table basse, chaise, fauteuil ou lit, en support d'entrave. Enfin, cette pratique est l'occasion rêvée d'une exploration commune sensuelle, hautement intime, en abordant les tabous, une manière d'évaluer et de repousser parfois certaines limites inconscientes.

Symboliquement, l'entrave est hautement chargée. Pour l'attachée, c'est l'acte même de s'en remettre à son partenaire, à sa merci, en totale confiance. Pour l'attacheur, c'est endosser une lourde responsabilité, celle d'accueillir cet abandon et de le prendre en charge. C'est donc un devoir d'attention, de vigilance, d'écoute, d'autant plus que, en fonction de la pratique, des questions de sécurité entrent en ligne de compte de manière très concrète. Ainsi, on n'attache pas n'importe qui, n'importe comment, avec n'importe quoi. Il est essentiel de maintenir un lien constant, de s'assurer en continu que tout va bien, d'avoir étudié un minimum l'anatomie pour ne pas compresser trop fortement certaines zones essentielles, en particulier des circuits sanguins, mais aussi lymphatiques, et nerveux : en cas de compression trop forte et trop longue de certains points, l'arrêt de l'irrigation sanguine, par exemple, pourra entraîner des lésions plus ou moins durables, mais aussi la perte totale ou partielle des sensations. En conséquence, les limites seront par là-même perdues et les risques de dérapage largement augmentés. Pour ma part, il m'a fallu plusieurs années de pratique, avant d'oser travailler la tête, zone particulièrement irriguée, pouvant entrainer la perte de connaissance et hautement anxiogène pour les personnes sensibles à la claustrophobie. Par sécurité, la présence à portée de main d'une bonne paire de cisailles ou d'une lame à un seul tranchant bien aiguisée, à utiliser en cas d'urgence pour trancher les liens, est requise. Il conviendra d'avoir convenu d'un mot de sécurité, mais aussi d'un geste, et de rester très vigilant sur les sensations de l'attachée, en les testant par le toucher, en observant régulièrement la couleur de la peau pour ce qui concerne l'irrigation. Personnellement, je proscris les noeuds coulants, qui, en fonction des mouvements, auront tendance à se serrer lentement et inexorablement, ainsi que les boucles simples, qui présentent le même danger.

Dans tous les cas, et pour les deux pratiquants, il est donc primordial de progresser lentement, par une pratique régulière et assidue, sans chercher à brûler les étapes. C'est aussi le charme de cette pratique, dans son rapport au temps et sa symbolique initiatique.

D'un point de vue pratique, il conviendra d'utiliser des cordes de diverses longueurs et adaptées aux usages et à la taille des pratiquants. Ainsi, traditionnellement, au Japon, on utilisait une longueur de deux mètres avec un diamètre de trois à quatre millimètres pour immobiliser un prisonnier en vue de l'acheminer vers le lieu d'interrogatoire. Les zones entravées étaient donc les pouces, les poignets, le cou. Ensuite, pour une entrave plus élaborée, faisant appel à l'immobilisation, des cordes de sept mètres, d'un diamètre de six à huit millimètres étaient utilisées. La longueur est alors en rapport avec la taille du sujet. En Occident, les sujets étant souvent plus grands que les asiatiques, il est souvent conseillé des longueurs de huit mètres. Les cordes utilisées sont en contact direct avec la peau et leur manipulation ne doit pas la brûler par friction. Ainsi, il conviendra de bien les choisir, en attachant un soin particulier au toucher et à la souplesse. Elles seront donc traitées, usées, débarrassées de toute impureté, enduites d'une huile ou d'une cire naturelle. Evitez les fibres synthétiques utilisées en particulier en voilerie ! Préférez les fibres naturelles et utilisez des huiles qui ne rancissent pas et non-grasses. L'huile de Jojoba est idéale pour cet usage. Les puristes tiendront à préparer eux-même leurs cordes, cela fait partie de l'avant, dans un rapport intime et personnel du toucher dans le cadre de la préparation de l'instrument. Les autres pourront se procurer des liens appropriés dans des magasins spécialisés ou sur internet, en cherchant sur le mot clé « cordes de Shibari, bondage ». Certaines cordes de coton, utilisées pour le trekking, peuvent aussi convenir et présentent la caractéristique d'être plus élastiques. Personnellement, il m'arrive d'en utiliser pour lier deux parties du motif, de corde à corde, sans contact avec la peau, afin de tirer partie de cette élasticité, en donnant un minimum de mobilité à ma partenaire, surtout dans des postures pénibles à la longue.

Vous l'aurez compris, nous ne sommes pas dans une pratique de la torture, mais bien dans une recherche autant sensuelle, érotique, créative, personnalisée et inspirée, qui s'épanouit au fil du temps, dans une performance éphémère et hautement intime : un tel lâcher-prise ne s'exhibe pas et ne fait pas l'objet d'un spectacle. C'est aussi ce qui lui confère cette valeur particulière. L'ajout d'accessoires n'est pas à exclure, en fonction des envies, des désirs, des goûts, et des idées créatives. Dans le scénario, il n'est pas non plus interdit de tirer partie de l'entrave, pour explorer des fantasmes enfouis, toujours en accord entre les partenaires. Pour les plus avertis en la matière, la pesanteur, peut être un terrain d'investigation dans le cadre des suspensions.

*

* *

L'initiation

Souvent, l'entrave réveille autant de fantasmes que de peurs viscérales. Sa pratique demande d'accepter de perdre la maîtrise ou le contrôle, pour s'en remettre entièrement à l'autre. Bien que très récemment à la mode, culturellement, cette pratique n'est que peu répandue en Occident, et encore moins avec des cordes. Dans les magasins spécialisés, on trouvera souvent des menottes, des accessoires en cuir conçus pour l'entrave, alourdis de cadenas. Le toucher est souvent froid et impersonnel, le rapport au temps lors de la pose et de la dépose, réduit. Quand j'aborde cette pratique dans une relation neuve, je commence donc par me concentrer sur le ou les tabous, les limites, et la symbolique. Je n'attache jamais au tout début de la relation, car j'estime qu'il est primordial de déjà se connaître suffisamment, autant physiquement que psychiquement, avant d'aborder l'entrave, puis les sensations qu'elle peut procurer et les portes qu'elle est susceptible d'ouvrir.

Ainsi, je me souviens d'Elisabeth, qui est la toute première personne que j'ai attachée intimement. Elle savait que je pratiquais le Shibari, à ma manière, avec mes matières, dans un souci esthétique, en photographie, très régulièrement. Au vu des images que je produisais, un jour, elle me demanda de l'attacher. Cela faisait déjà presque un an que nous nous fréquentions très régulièrement et intensément. Ce fut avec elle, lors de l'achat d'un serre-taille, que j'acquis mes premières cordes en chanvre : je tenais à séparer les matières en fonction de leur utilisation. Elle venait d'essayer le serre-taille, moi de lui nouer dans le dos, dans le sous-sol du magasin où nous étions seuls. Notre hôtesse, visiblement bonne vendeuse, sans doute au vu de ma gestuelle, nous proposa tout naturellement des cordes de Shibari. Les yeux d'Elisabeth étincelèrent en les touchant, et je trouvais leur contact particulièrement sensuel. Nous ressortîmes du magasin avec le serre-taille et deux cordes noires, en chanvre, huilées et usées comme il se doit.

Chez moi, impatients, nous laissâmes de côté le serre-taille. Dans ma chambre, sur mon lit, nue, elle me réclama les cordes. Sachant qu'elle n'en avait pas l'habitude, qu'il s'agissait plus pour elle d'un fantasme que d'une pratique usuelle, je fixai la première corde autour du matelas, au niveau de la tête, puis la seconde au niveau du pied. Elles restèrent ainsi une bonne demi-heure, le temps pour nous de les oublier, dans un préliminaire très orienté sur le tactile, les caresses, autant manuelles que buccales, jusqu'à un premier orgasme qui nous fit passer un premier palier. Je ne la pris pas avec mon sexe.

Puis, installée sur le dos, je lui nouai les poignets au moyen des cordes de la tête, les chevilles avec les liens fixés au pied du lit, en X. Nous étions tous deux entièrement nus, l'ambiance musicale très zen, douce. J'avais choisi de la musique tibétaine. Pour favoriser une meilleure concentration sur le toucher, je lui bandai les yeux avec une ceinture de soie et je glissai un demi-oreiller ferme sous ses reins. Là encore, je ne la pris par avec mon sexe. Je pratiquais un cunnilingus lent, agrémenté d'un petit vibromasseur que nous affectionnions tous deux, allant et venant sur son clitoris, que je savais très réceptif, à ma langue, mes lèvres et ma salive. Mes doigts ne furent pas en reste, en elle, concentrés sur son point G, puis tout au fond. Quand elle jouit, elle tira fort sur les cordes qui ne cédèrent pas. Pour ma part, je résistai à la tentation de la pénétrer, de la prendre avec toute la bestialité qui montait en moi. Sa gorge me soulagea et accueillit goulûment mon jus de vie. Un seconde palier fut franchi, malgré la frustration partagée de cette non-pénétration de mon sexe, dont elle aimait autant que moi la butée, tout au fond d'elle, et le choc de nos os pubiens, jusqu'aux bleus qui se rappelaient à nous, dans l'après. Quand nous retrouvâmes nos esprits, elle me confia qu'elle avait adoré cette sensation, cette tension des cordes et leur résistance, alors que ses mains cherchaient à saisir ma tête, pour me faire monter sur son corps, ses jambes à m'enserrer, pour me forcer à la prendre.

En troisième étape, je lui proposai de m'attacher au lit, comme je l'avais fait, et de prendre la direction, pour qu'elle sente, elle aussi, l'autre côté. Je la guidai techniquement pour que son attachement ne soit pas que symbolique, qu'il y ait une tension suffisante pour introduire la contrainte. Elle se prêta de bonne grâce au jeu, à cette réciprocité. Je la laissai me bander les yeux, choisir sa musique, Santana, un vieil album très planant. Elle commença par se venger de la frustration que je lui avais fait subir, en me torturant de sa langue et ses doigts, en usant et abusant même du petit vibromasseur sur mes tétons, qu'elle savait particulièrement sensibles, tout en salivant abondamment sur mon membre, en l'avalant jusqu'à sa base et en le conservant en bouche, mon gland butant contre sa gorge. Me connaissant déjà très bien, elle prit un soin particulier à s'arrêter à chaque fois quand j'étais sur le point d'éjaculer et n'entendit volontairement pas mes réprimandes répétées. Elle termina le supplice en craquant et en s'empalant sur mon chibre, sur lequel elle dansa en roulant des reins, comme on danse la Samba, stimulant un point entre mes bourses en appuyant avec son majeur, marquant, là encore, une pause quand elle me sentait sur le point de venir en elle, alors que je la sentais prête à m'accueillir, par ses contractions de moins en moins contrôlées. Quand j'éjaculais enfin en elle, après deux ou trois orgasmes bruyants, elle resta embrochée, laissant couler nos fluides jusqu'au drap. Mes poignets étaient marqués de la pression de mes élans entravés. Nous étions tous deux aux anges de ce nouveau palier franchi. Nous étions prêts à la véritable entrave, au véritable attachement, au harnais de cordes.

C'est ainsi que nous primes le temps de la dégustation d'une coupe de Champagne, sur un fond de Gainsbourg. Nos verres posés, je dénouai les cordes du matelas, rangeai l'une des cordes avec soin et l'invitai à se tenir debout, jambes légèrement écartées et droites, devant le lit, face au miroir. Elle avait souvent vu sur mes photos le motif de la tortue, ce harnais couvrant tout l'abdomen, du cou au pubis, passant autour de la vulve pour ressortir entre les fesses, en triangle, mettant en valeur les seins, aux noeuds placés sur certains chakras, dont un intentionnellement au niveau du clitoris. Quand je commençais à tendre le motif, elle s'abandonna, ne réalisant pas encore l'usage que ce dernier m'offrait en terme de prises sur son corps, ni l'effet que les deux noeuds, que j'avais pratiqué sur ses fossettes en bas de ses reins, auraient plus tard. La tension lui donnait l'impression de ne plus tout à fait être nue, bien que ses parties génitales et érogènes soient largement exposées et que je commençais à me servir des cordes pour la manipuler, la faire tourner sur elle même, que mes mains passaient en dessous pour mieux répartir la pression de celles-ci. Debout face à elle, je l'installai à genoux, accroupie, sur le bord du lit, face au miroir, de mon côté cette fois. Je pouvais admirer à loisir ses fessiers, la pression des noeuds sur ses fossettes, imaginer par ses halètements, celle du noeud contre son clitoris, à sa cambrure qui s'accentuait, alors que mon sexe tendu disparaissait dans sa bouche.

J'hésitais une seconde ou deux à me laisser aller complètement dans sa gorge, comme ses allées et venues prononcées et insistantes m'y incitaient, mais je savais que nous pouvions franchir un palier supplémentaire, à ses cris étouffés, sa bave de plus en plus abondante, qui coulait allègrement sur mes bourses et mes cuisses, jusque sur ses genoux qui brillaient. Son cul, si cambré par l'excitation, m'invitait et me tentait de plus en plus, malgré l'interdit qu'elle avait posé sur la sodomie, qu'elle ne pensait pas être en mesure de supporter, suite à une mauvaise expérience.

Je laissai donc l'instinct animal et brut prendre le dessus sur la réflexion, la construction méthodique de ce cheminement à deux. Empoignant fermement les cordes dans son dos, je la guidai de telle manière qu'elle sentit, par la fermeté de ma prise, le côté impératif de mon geste, qu'elle suivit dans un râle de vaine protestation. Le visage teinté d'une légère angoisse, face au miroir, accroupie sur le bord du lit, le cul pointé vers ma queue dressée et encore luisante de salive, sans même que je lui ordonne, le regard fixé dans mon reflet, elle prit appui sur ses coudes, en me lançant un « Viens, prends-moi, Démon !", qui ne laissait aucune équivoque sur son désir.

J'empoignais fermement le corde, qui courait le long de sa colonne vertébrale, d'une main et tirait fort, mon sexe dans l'autre main, gland contre sa vulve luisante à la lumière des bougies, et la pénétrait d'un coup brutal, jusque tout au fond, manquant de la faire basculer en avant sur le lit. Bien campée, elle encaissa mon coup de reins et sa main passa entre mes cuisses, ses doigts saisissant, puis malaxant, mes bourses, alors que je saisissais le harnais de ma main libre. L'étreinte fut folle, comme un galop effréné sur une plage déserte, d'une bestialité que nous n'avions jusqu'alors jamais connue ensemble, tous deux libres dans l'emprise, elle, rassurée par l'entrave et stimulée par les cordes.

Ce soir-là, nous ouvrîmes la porte d'une intimité, dans une forme qui nous explorâmes par la suite, jusqu'à la rupture. Ce soir-là fut aussi celui des premières vraies morsures dans son dos, de celles qui laissent une emprunte dentaire précise pendant plusieurs heures, puis des bleus sensibles durant plusieurs jours, après. Cette nuit-là, nous prîmes conscience de l'étendue des possibilités que cette nouvelle voie pouvait nous offrir. Le fameux, le tant convoité, Nirvana peut-être. Qui sait ?

*

* *

La punition de la Novice

Avec la Novice, nous avons associé assez rapidement, les cordes, l'entrave et le rituel de la punition. En effet, très tôt, elle souhaita braver ses blocages et ses peurs, autant sur la perte de sa mobilité, que sur son approche de la douleur ou de la frustration. Aborder ces thèmes avec elle était délicat, de par son caractère de Novice, ses peurs qui pouvaient la bloquer, et la qualité du dialogue devait être parfaite, autant avant, que pendant et après.

La toute première fois, je testai sa réaction en utilisant très simplement la ceinture de mon peignoir, dès l'entrée. Je lui attachai les mains dans le dos, dans ce rituel où elle se retrouvait à genoux à mes pieds, après sa prise de température et l'évaluation de son degré d'humidité, de mon index, alors qu'elle devait se déshabiller le plus rapidement possible. Ses poignets liés dans le dos, avec cette ceinture en éponge plutôt douce au toucher, mais fermement, elle entama la fellation attendue avec une grande motivation, m'obligeant aussi à la guider avec mes mains positionnées autour de sa tête, empoignant sa queue de cheval de l'une, sa nuque de l'autre. Cette première introduction terminée, je la relevai et la guidai, sans la détacher, en direction de la chambre, la poussai sur le lit, de sorte qu'elle se trouva sur le ventre, les fesses exposées, les cuisses légèrement écartées. En pleine érection, je la pris dans cette position, une main flanquée sur la ceinture, l'autre sur sa nuque, jusqu'à ce qu'elle atteigne l'orgasme. Je terminai par une première fessée à mains nues, entrecoupée de caresses pour la soulager momentanément avant de reprendre, étalant sa mouille de ses lèvres à sa rose très réceptive. J'adorais voir mon sperme et sa cyprine mêlés s'écouler de sa vulve sous l'onde de choc de mes mains et voir sa peau blanche rosir, entendre ses cris m'indiquer son niveau de tolérance et de sensibilité.

Ce premier test fut si concluant, que dès la séance suivante, elle me réclama les liens, pour la punition. Cela tombait à pic : je venais tout juste de terminer le montage de mon portique en bambou dans mon salon. Initialement, je l'avais conçu pour les photos, frustré de ne pouvoir tendre et donner du volume à mes motifs Shibari, qui, au fil du temps, pesaient de plus en plus lourd sur mes modèles, tant je leur ajoutais de la matière, très inspiré par les oeuvres de Giger. Cependant, avec ma Novice, nous n'en étions qu'aux prémices pour ce genre de pratiques et je savais qu'il fallait lui ménager un parcours très progressif, afin qu'elle s'habitue lentement et que ses peurs, le plus souvent inexpliquées, s'évaporent.

Nous commencerions donc à l'inverse d'une suspension classique : je lui attacherais les poignets debout, bien écartés, à la manière d'une croix de Saint-André, bien haut, pour commencer, et en fonction de sa réaction, j'improviserais une chorégraphie, sans pour autant oublier la punition, sachant que tous les accessoires utiles seraient étalés bien ostensiblement sur la table basse, bien visibles, que ce soient le godemichet en verre, les pinces à linge, les bougies, le martinet, la ceinture large en cuir, la cravache d'équitation au pommeau chromé, les divers mors que j'avais confectionnés moi-même, la baguette de bambou. Cela faisait déjà un moment qu'elle fantasmait très fort sur tous ces accessoires, dont la plupart lui faisaient peur, comme les mors. Elle avait tout juste goûté dans l'entrée à la baguette en bambou, qui lui laissait les fesses sensibles longtemps. Elle affectionnait particulièrement le godemichet et la ceinture, craignait le martinet aux lanières fines et cinglantes. La punition l'excitait d'autant plus, qu'elle avait constaté que j'étais encore plus gros, quand, pour la récompenser de sa résistance et de ses progrès, je la prenais juste après. Par contre, pour une fois, je n'avais aucune idée du temps que prendrait cette punition nouvelle mouture, sachant que mes séances photo Shibari pouvaient s'étirer facilement sur trois à cinq heures.

Ce jour-là, elle vint un peu en avance. J'en déduisais logiquement sa grande impatience et sa motivation. Sur le portique, j'avais positionné deux cordes de trekking en coton, solides et élastiques, pour accrocher les deux mousquetons d'escalade qui allaient supporter sa posture et absorber les vibrations de sa punition. Une fois le rituel de l'entrée terminé, elle voulut voir le dispositif avant même d'aller dans la chambre. Je sentis à la fois sa grande excitation et son angoisse. Elle me confirma que pour cette fois, elle ne voulait pas que je lui bande les yeux et qu'elle appréhendait. J'attendis donc le fin du goûter, après notre sieste crapuleuse, pour l'inviter à passer de la chambre, bien chauffée par nos frictions multiples et imprégnée de nos effluves sexuelles, au salon encore vierge de ses cris, le portique y trônant en plein milieu, les deux mousquetons pendants sur le large bambou transversal de trois mètres, les cordes et accessoires attendant sagement sur la table basse disposée juste à côté.

Par réflexe ou habitude, elle avait enfilé son peignoir blanc, alors que mon sperme coulait encore le long de ses cuisses. Je la plaçais sous le portique, entre les deux mousquetons, écartait les deux pans du peignoir en caressant la peau fine de l'intérieur de ses cuisses, dénouai la ceinture et fis glisser l'ensemble à terre. Pour se rassurer, elle commença à me masturber en focalisant son regard sur mon membre au gland légèrement irrité d'un beau pourpre. Elle savait que cela m'excitait et aimait beaucoup me sentir durcir à nouveau entre ses doigts. A ce moment, j'y voyais à la fois le même geste qu'un enfant peut faire avec son doudou et une tentative désespérée pour m'amadouer. Nous étions tous deux très en manque de punition et avions longuement élaboré le scénario de celle-ci, étalant nos idées et nos fantasmes les plus fous, tout en sachant pertinemment qu'elle ne se déroulerait certainement pas comme nous l'imaginions. Je m'éloignai d'elle, me débarrassai de mon peignoir, déposai mon téléphone sur la table et déclenchai l'enregistrement audio. Au bip caractéristique, elle sourit. Entièrement nu, je m'emparai de l'ensemble des cordes et les déposai à ses pieds. Je la masturbai légèrement avant de lui faire écarter les jambes, les pieds bien à plat, pour l'ancrer au sol. Je fis encore durer le plaisir de l'attente en allumant une cigarette, puis la chaîne hifi. Du piano accompagnerait cette punition spéciale.

Conformément à nos discussions préalables, je lui passai la première corde, la plus douce, autour du cou et nouai, à intervalles réguliers, sur le devant, mesurant à chaque noeud la largeur du losange que cela donnerait une fois tendu. Je positionnai avec grand soin et délicatesse celui du clitoris, puis décidai de passer la corde doublée entre ses lèvres avant de remonter sur la raie des fesses, en veillant à ne pas croiser. Puis, je remontai en tendant un à un les losange sur le devant, laissant son dos bien dégagé, en prévision de la flagellation et terminai en nouant l'ensemble au niveau de la nuque. Derrière elle, je tirai sur le harnais au niveau de sa cambrure et elle laissa échapper un premier cri étouffé : la corde était bien placée, entre ses cuisses et je passai mon majeur sur sa vulve pour m'en assurer. La corde était déjà mouillée, imprégnée de sa cyprine qui se mettait à couler régulièrement. Je tirai sur les cordes et pressai sur son clitoris. Elle commença à gémir. Je la frustrai en arrêtant.

L'empoignant au niveau du pubis, je la fis se retourner, face au mur. D'un geste sur sa nuque, elle comprit qu'elle devait baisser la tête. Sa natte était parfaitement droite. A l'aide d'une seconde corde, j'attachai solidement son poignet droit en deux tours serrés, passai dans le premier mousqueton puis revins sur le poignet et tendis jusqu'en haut. Du bout des doigts, elle pouvait à peine toucher la corde tendue. Pendant l'opération, elle avait saisi mon membre de sa main encore libre et l'avait serré comme j'aime, me faisant mouiller entre ses doigts. Je ne répondis pas à sa diversion et attachai de la même façon son poignet gauche, à la même hauteur que le droit, au dessus de sa tête. Cette première étape terminée, je tirai à nouveau sur la corde au niveau de ses fossettes. Elle gémit et imprégna encore le chanvre de sa cyprine. Elle se doutait que cela m'excitait et le constata quand je passai mon chibre sur la corde, entre ses fesses. « Prends-moi Maitre ! S'il te plait ! », laissa-t-elle échapper à haute voix. Evidemment, je ne la prendrais pas, pas maintenant, et elle le savait très bien. Pour seule réponse, je lui claquai la fesse droite énergiquement.

Je fis deux pas en arrière, regardai la scène, puis me saisis d'un bambou de trois centimètres de diamètre que j'avais discrètement caché sur le côté, contre la bibliothèque. Il faisait un mètre et demi de long et je m'en servis pour fixer et immobiliser ses chevilles au moyen d'une nouvelle corde, plus rêche celle-ci et bien serrée, pour qu'elle ne puisse pas se libérer et sente bien la contention. A ce stade, sa croupe se tendit en arrière, réclamant la fessée. Or, je n'en avais pas terminé. Je constatais déjà avec joie, qu'elle supportait très bien les cordes et la posture. Sur la table, le mors épais me tentait beaucoup. Je voulais depuis longtemps lui apprendre à saliver, à oublier ce réflexe de déglutition dont elle n'arrivait pas à se défaire et qui me frustrait tant lors des gorges profondes. Je lui fis ouvrir la bouche, lui fixai au niveau de la nuque par un noeud plat et le raccordai au harnais. Ainsi, ses mouvements de tête se répercuteraient sur tout le motif, tendraient et détendraient les noeuds. Puis j'intégrai sa natte à l'ensemble dans le même dessein, pour qu'elle ressente tout jusqu'à la racine de ses cheveux. Je lui dis de fermer le poing droit deux fois de suite pour m'alerter en cas de problème. D'un hochement de tête, elle me signifia qu'elle avait compris. Sa salive commençait à affluer et couler en minces filets jusqu'au sol et elle le voyait. J'orientai un spot de lumière dans cette direction pour appuyer l'effet visuel et la brillance de sa bave. Toute la posture était ainsi éclairée comme une scène de théâtre.

La fessée tant attendue pouvait commencer. Je caressai à deux mains. Sa croupe en demande venait vers moi, réclamait, s'impatientait. D'un coup, sans ménagement, ses fesses claquèrent et mes paumes picotèrent et chauffèrent rapidement. Quand elles commencèrent à rosir légèrement, je choisis de passer aux accessoires. La large ceinture d'abord, sur le dos nu, son cul cambré, en caresse, puis en fouettant de plus en plus fort, variant les zones régulièrement et méthodiquement. Puis ce fut le tour du martinet. Malgré le bâillon, elle cria fort, mais ne serra pas le poing. Au contraire, ses doigts se tendirent vers le plafond et sa salive coula de plus en plus, alimentant un long et copieux filet en continu. Sa vulve enflait et brillait sous la lumière d'un autre spot. De mon majeur, je contrôlai son émoi, m'attardant jusqu'à la torture sur son point G. C'était le bon moment pour une première récompense.

Je m'emparai du godemichet en verre. Il était encore froid comme elle aimait. J'écartai les deux cordes entre ses fesses jusqu'à ses lèvres et introduisit l'engin progressivement. Aucun besoin de gel : elle était déjà ruisselante jusqu'à mi-cuisses. J'allais et venais longuement, d'abord lentement, puis plus énergiquement, jusqu'à la butée. La grosse boule en arrêt, je remis en place les cordes qui stabilisèrent le dispositif afin qu'il reste en place, malgré ses contractions à venir. Je ne pus m'empêcher de presser à nouveau sur les cordes au niveau de son pubis. Elle haleta de plus belle, continua de saliver et d'imprégner les cordes de sa mouille. Je dus me concentrer sur mon scénario pour ne pas la prendre par le cul à ce moment-là. Je tenais une si belle érection, c'était du gâchis, mais c'était le jeu.

Cela faisait bien quinze minutes qu'elle avait les bras tendus en l'air et ils commençaient certainement à s'ankyloser. Il était temps de changer de posture. Je détendis les cordes des poignets et elle put baisser ses mains au niveau de ses seins. J'attachai au moyen d'une courte corde sa natte et la tendit vers le haut, faisant passer le lien autour du bambou transversal. Elle se trouva en équilibre, le buste penché vers l'avant, ses poignets en appui grâce aux cordes, le mors tendu, la tête relevée et le cul bien rebondi, ostensiblement offert. Le temps de la cravache, puis de la baguette, fut venu. Je savais qu'elle apprécierait. Ce fut le cas et le sifflement de la baguette l'excitait encore plus. Quand ses fesses commencèrent à se zébrer, elle serra le poing deux fois. Comme convenu, je cessai immédiatement la flagellation. Prenant le temps de regarder, je trouvai que le dessin des stries était plutôt esthétique. En récompense, de la paume de la main, j'agitai le godemichet en elle, tout en pressant sur le noeud contre son clitoris, jusqu'à la mener à un premier orgasme. Elle se relâcha complètement et toutes les cordes se tendirent pour la soutenir. Le portique était bien solide, j'en avais là la confirmation.

Elle crut sans doute que la punition était terminée. C'était encore mal me connaître. Elle avait oublié les pinces à linge et le Rosebud dont je n'avais pas encore fait usage. Par contre, je ne la sentais pas encore prête pour les bougies, alors que ses fesses étaient devenues très sensibles au toucher. Je dénouai partiellement les cordes de ses poignets, mais ce ne fut pas pour la libérer. Je pris un second bambou d'un mètre cinquante et lui passai derrière les bras, dans le dos, à l'horizontale, et le fixait solidement, puis, levai l'ensemble au moyen d'une nouvelle corde que je passai autour du portique avant de lever pour donner la bonne tension à l'ouvrage. Elle se retrouva cassée en deux, le dos plat, la tête à hauteur de ses fesses, sa natte tendue vers plafond. Je lui mis deux pinces à linge en bois sur les tétons et, l'humectant copieusement de ma salive, je mis en place le Rosebud qu'elle accueillit sans difficulté aucune. Je la libérai du bâillon. Un long copieux filet de salive envahit son menton et finit sa course au sol, alimentant une belle et large flaque. « C'est pas fini ? », me demanda-t-elle un peu inquiète. Pour réponse, je lui claquai deux fois les fesses avant de me positionner en face d'elle. Elle comprit vite, quand je saisis sa natte et dirigeai sa bouche grande ouverte vers mon gland luisant et bien mûr. Elle engloutit d'un trait tout mon membre, le conserva quelques secondes en bouche, jusqu'à presque étouffer, sous l'impulsion de ma main contre sa tête. Les va-et-vient furent de plus en plus rapides, sa salive continua de couler sur mes couilles prêtes à éclore. Elle ne déglutissait plus. Je ne tardai pas à la récompenser en giclant en longs et copieux jets dans sa gorge. Sa jouissance fut si violente que, malgré les cordes, elle expulsa le godemichet de son vagin dans une contraction incontrôlée. Elle ne perdit pas une goutte de mon jus. J'étais aux anges et mes cris bestiaux couvrirent largement le piano. J'étais fier de ma chienne !

Le temps de la libération et de l'après était venu. Elle m'avait tellement excité que je ne débandais pas et je dus me concentrer pour reprendre le scénario, car la fin est aussi importante que le reste, un peu comme un bon café à la fin d'un bon repas. Je dénouai lentement, en privilégiant le contact autant des cordes que de ma peau contre la sienne, de mes mains, mais aussi de tout mon corps, la prenant dans mes bras à plusieurs reprises en marquant des pauses. Je commençais par libérer les tensions liées au portique. Petit à petit, elle se laissa choir jusqu'au sol. Puis, je retirai les deux bambous qui lui entravaient bras et chevilles. Elle se recroquevilla d'instinct. Elle eut des soubresauts sensibles, quand je lui retirai les pinces à linge en titillant ses tétons. Enfin, au sol, je la libérai de toutes les cordes qui laissèrent de belles empreintes de friction sur sa peau. Le Rosebud resta en place jusqu'au dîner.

A l'issue de cette séance, ma Novice n'était plus si Novice que cela. Ses peurs s'étaient évaporées, son esprit libéré.

Leçon n°8 : sièges et mobilier

Dans ces rituels, le décor est aussi important que les acteurs ou les accessoires. C'est un peu comme au cinéma, sur un tournage. On pose un cadre, on conçoit et écrit à l'avance, et puis on dit « Action » ou « Moteur » et là, on joue avec la part d'improvisation, qui vient insuffler ce petit presque rien qui va tout changer, donner cet accent de vérité qui fait que l'on va être pris dans la narration, s'identifier aux personnages, y croire. Dans ces jeux, c'est un peu pareil : le décor et ce qui le compose doit inciter à entrer dans le rôle. Le mobilier fait à la fois partie du décor et des accessoires, surtout dans un axe de détournement. Le mobilier que l'on trouve couramment, que ce soit dans une chambre d'hôtel ou dans un intérieur, ouvre déjà beaucoup de possibilités en termes de postures, mais aussi d'opportunité d'attachement, si l'on verse dans les cordes. Une table basse, une chaise, un fauteuil, ou même une poutre peuvent ouvrir de merveilleux horizons et apporter un vrai plus aux scénarios élaborés. Le tout est d'y penser et de s'outiller un minimum pour en profiter pleinement.

Je vais donc évoquer trois mobiliers usuels, en évitant volontairement le lit : les sièges de diverses natures, une table basse en bois, à quatre pieds, et enfin, une poutre, même si ce n'est pas tout à fait du mobilier au sens strict, mais qui ravira les attacheurs et attacheuses.

Attacher à un mobilier, ou une poutre, contribue largement à la sensation d'entrave et convient bien aux postures de soumission. De plus, ils ancrent au sol, hormis la poutre, si elle est horizontale, qui accentuera la sensation de portance par une tension verticale.

Enfin, comme pour les détournements d'accessoires, trouver un autre usage, plus sexuel, à du mobilier, permettra d'agrémenter l'après, provoquer la remontée de souvenirs évocateurs, quand, dans d'autres situations de la vie courante, les acteurs seront confrontés à ces mêmes objets, dans leur usage courant, cette fois-ci. Ainsi, comme pour une règle qui aura servi à donner une fessée, une simple chaise, dans une cuisine ou une salle à manger, aura d'un coup la faculté d'exciter les partenaires, jusqu'au ruissellement ou la bandaison, parfois dans des situations insolites et improbables. Si cela se produit, il conviendra d'en informer sur le champ son ou sa partenaire, par tout moyen à disposition, quitte à le perturber dans ses activités du moment. Cette intrusion sera forcément pardonnée, d'une manière ou d'une autre, voire récompensée.

*

* *

Les sièges

Chez moi, je dispose de plusieurs types de sièges : des chaises Cartini (fauteuils en bois de Teck sans dossier, à barreaux, aux courbes très féminines et aux accoudoirs solidement campés), des chaises en fer forgé, d'apparence plus frêle, garnies d'osier grinçant, un petit tabouret africain à trois pieds taillé dans la masse, un petit escabeau à deux marches bien pratique et une chaise de bureau particulièrement solide, au dossier étroit et strict. Chacun d'eux peut trouver son usage, en fonction du scénario, de la scène, de la situation. Dans l'entrée, que j'ai déjà évoquée dans la leçon n°1, une chaise Cartini, initialement destinée à accueillir les vêtements des invités, offre certains avantages, en plus, lors du rituel de l'entrée. Dans la cuisine, face à la petite table de bistrot en marbre, les chaises en fer forgées sont idéales, pour une prise sauvage et improvisée, soit après l'entrée, soit durant la préparation du repas. A chaque fois que j'ai pris ma partenaire accroupie sur ces chaises, alors que le plat du jour ou de la nuit se réchauffait au four et diffusait son odeur alléchante, j'ai trouvé qu'il avait un meilleur goût à la dégustation. La torture vient alors, lorsque le four, par sa sonnerie, marque la fin de l'intermède, alors que les pieds en fer forgé de la chaise ont marqué le carrelage et que ses cris ont résonné en écho saccadés de mes va-et-vient en elle.

Avec Lynn, la préparation du repas était devenue un rituel à part entière. Elle ne supportait pas que je la laisse attachée, la plupart du temps un bandeau sur les yeux, soit dans le couloir face à la cuisine, soit sur le lit, à m'attendre, m'entendant préparer le repas, sentant les odeurs venir jusqu'à ses narines, les boules de Geisha en elle, voire même parfois un oeuf vibrant dont j'usai sans parcimonie de la télécommande. Cette frustration-là lui était insupportable et à chaque fois que le réveil de 20h sonnait, elle trouvait des moyens enjôleurs et très convaincants de m'inciter à l'emmener avec moi. Il faut dire qu'elle avait une bouche délicieuse, dont elle usait et abusait à merveille, même sans l'aide de ses mains, surtout dans ces moments angoissants pour elle, salivant encore plus abondamment que d'ordinaire. Quoi de mieux qu'une bonne mise en bouche avant de s'affairer en cuisine ?

C'est ainsi qu'au fil de nos rencontres, elle prit l'habitude de me demander de lui attacher les poignets dans le dos, juste après que le réveil eut sonné. J'aimais ajouter ces prises avec les cordes, non seulement entre ses poignets, mais aussi ses avant-bras, ses coudes et ses bras, juste en dessous de ses épaules, ajoutant des poignets de corde à chaque niveau. Quand je la sentais particulièrement réceptive et que notre appétit était encore plus dévorant qu'à l'accoutumée, je terminais par deux tours autour de son cou. Ce simple geste la faisait trembler et mouiller par avance. Quand j'avais terminé, accroupie sur le bord du lit, alors que je m'apprêtais à m'éloigner, elle parvenait à se retourner et à saisir mon gland entre ses lèvres. Difficile pour moi d'y résister et elle le savait. De même qu'elle connaissait parfaitement à quel moment s'arrêter, juste avant que je me déverse dans sa gorge, afin de m'inciter à l'emmener avec moi dans la cuisine. Sur toute la durée de notre relation, j'ai dû parvenir à résister une seule fois, au prix d'une énorme frustration qui me fit rater ma cuisson !

J'usais alors du reste de corde qui partait de son cou comme d'une laisse. A quatre pattes, elle me suivait le long du couloir, marquait l'arrêt devant le siège Cartini, m'implorant du regard de ne pas l'y attacher et de la laisser entrer en cuisine avec moi. Si j'acquiesçais, je la relevais. Sinon, j'amarrais la laisse aux barreaux du siège et elle m'exposait ses fesses et sa cambrure pour se venger. Si elle tentait de protester, je lui posais le mord en bouche, arme à double-tranchant, puisqu'elle la faisait baver en longs filets jusqu'au sol et que cela me déconcentrait ensuite dans ma tâche.

Cependant, le plus souvent, je lui accordais l'entrée en cuisine. Dans ce cas, tel un oiseau, elle s'installait sur les genoux, sur la chaise, face au mur, de sorte que je pouvais admirer ses courbes en me retournant, interrompant ma préparation culinaire. Les yeux bandés, elle percevait mes mouvements, anticipait mes caresses sur ses fesses, sa taille, les frôlements de mon sexe sur ses doigts tendus. En général, la préparation n'excédait pas une demi-heure et la cuisson, une autre demi-heure.

Lors de cette première partie, j'essaie de me restreindre à des attouchements, plus ou moins poussés, tirant sur la cordelette des boules de Geisha quand la tentation de la pénétrer devenait trop grande, ce qui se produisait souvent. Cependant, tant que son vagin était rempli, que ce soit par les boules ou l'oeuf, je me concentrais mieux sur ma tâche, bien que son anus soit souvent libre et qu'elle me torture en le dilatant à mon passage. Dans ces cas-là, je me lavais souvent les mains, avant de reprendre mes activités culinaires.

Puis venait le temps tant attendu de l'enfournement. Le four avait eu largement le temps de préchauffer. Je réglais la minuterie sur le temps de cuisson. Jamais plus de trente minutes, même pour un gigot : nous l'aimions saignant à la peau craquante avec force de jus, piqué d'ail et parsemé d'herbes de Provence. La première fois où je lui fis mon fameux gigot à la purée maison, elle portait l'oeuf vibrant. Je l'avais déjà monté au maximum et ses cuisses ruisselaient jusqu'à l'assise de la chaise sur laquelle elle s'était redressée pour bien me montrer. Aussitôt le plat mis au four, thermostat réglé à 210 degrés, je n'ai pas pu me retenir ni prendre le temps de réfléchir et l'ai prise à sec, par le cul. C'était la première fois que je la prenais ainsi sans préparation, sans avoir préalablement dilaté sa rose avec mes doigts largement humectés de sa cyprine. Malgré le bâillon que j'avais improvisé avec un torchon, elle cria si fort qu'il est certain que la voisine du dessus nous entendit, m'en redemandant à chaque butée de mes couilles sur sa vulve, sa tête cognant parfois légèrement contre la cloison mitoyenne du couloir. Son orgasme fut tel qu'elle expulsa l'oeuf vibrant sur le carrelage. J'en ai encore des frissons dans toute la colonne vertébrale en l'écrivant.

Quand la sonnerie du four se déclencha, je sortis de son cul pour la prendre en levrette, mes cuisses calées autour des siennes, mon gland butant tout au fond de son vagin qui se contracta avec force jusqu'à ce que je me vide en elle. Le temps du dressage était venu. Je l'abandonnais ainsi, accroupie sur le siège, haletante. Je m'empressai de découper le gigot, de disposer les tranches fumantes sur les assiettes, à côté de l'onctueuse purée. Me retournant pour l'informer que le dîner était fin prêt et que nous allions passer au salon, je fus en arrêt devant le spectacle qu'elle m'offrit : mon sperme mêlé de sa cyprine dégoulinait lentement de sa vulve. Sans rien dire, j'agrémentais nos assiettes d'un assaisonnement maison, à la minute, une touche finale dont elle reconnut le goût à la dégustation. Ce fut certainement l'un de nos meilleurs gigots ! D'ailleurs, le lendemain matin, quand je croisais ma voisine du dessus en allant chercher mon courrier, elle me confia avec un sourire malicieux qu'elle avait bien profité des effluves de mon gigot et qu'elle aimerait beaucoup que j'en partage avec elle la recette.

*

* *

La table basse

Nelly et moi, c'était toute une histoire de clandestinité et de chambres d'hôtel, de long moments virtuels entre nos rencontres et de fantasmes nourris par nos échanges. De plus, j'adorais faire l'éducation de cette jeune femme de bonne famille, très bonne cavalière, qui participait régulièrement à des concours hippiques. Nous étions lundi et elle avait encore ses affaires d'équitation avec elle. Contente d'elle, car elle avait eu un bon classement au dernier concours, nos conversations avaient dévié sur les accessoires de son sport : la bombe, les mords et surtout la cravache. Elle s'était tuée à m'expliquer que son seul usage était de guider la monture et non de la frapper. De mon côté, j'insistais lourdement sur les autres emplois que cet instrument pourrait trouver sur ses belles fesses en pomme. Nous adorions les défis et le prochain fut trouvé : elle viendrait avec ses bottes, sa culotte de cheval, sa cravache et sa bombe, une fois n'était pas coutume, sa crinière d'or nouée en une belle natte aussi droite et raide que la cravache. Pour ma part, j'apporterais mes gants en cuir, dont elle avait déjà goûté la texture, les cordes, le peignoir en soie qu'elle affectionnait tant.

Arrivé à la réception, j'eus une très bonne surprise. Submergé par un congrès médical, l'hôtel avait été pris d'assaut et le tenancier, maintenant habitué à nous voir et nous ayant certainement pris en affection, nous avait surclassés. Il me confia la clé de la 41, en me précisant que c'était exceptionnel et en me souhaitant de bien en profiter. Nous n'avions jamais eu droit au dernier étage. Je m'attendais donc à une vue superbe sur les toits de la ville, éventuellement des poutres de la charpente dans la chambre, en espérant néanmoins une bonne isolation, car ce mois de février s'avérait particulièrement rigoureux.

Déjà, en arrivant sur le palier par l'ascenseur, je fus frappé par la décoration du couloir, avec une moquette encore plus épaisse, des tapisseries luxueuses, et uniquement deux portes à chaque bout d'un couloir. C'était l'étage des suites. L'hôtel n'en comptait que deux, donc une avec jacuzzi et l'autre avec une terrasse. Je vérifiai le numéro sur la clé et me dirigeai, fébrile, droit devant moi. La suite était à l'image de l'idée que je pouvais m'en faire en tournant la clé dans la serrure. D'abord, un sas d'entrée, avec une penderie et des toilettes séparées, puis une porte qui donnait sur un petit salon garni d'un canapé en velours carmin assorti à la moquette et de deux fauteuils Louis XV autour d'une table basse en bois massif d'un design contemporain très pur. En y regardant de plus près, il semblait qu'elle avait été taillée d'un seul bloc, dans la masse d'un large tronc centenaire, peut-être du bois de rose. Face au canapé, une large baie vitrée donnant sur une terrasse protégée des regards avec une vue imprenable sur le fleuve, le pont massif et les toits enneigés. Une autre porte donnait sur la grande chambre sobrement meublée d'un lit Queen Size à baldaquin, une commode Empire, une coiffeuse, deux tables de nuit. Sur la droite, la salle de bain semi-ouverte sur la chambre, avec une douche à l'italienne pour deux, une baignoire sur pieds et deux immenses lavabos en faïence avec un large miroir courant tout le long du mur. Ce mélange de styles était très audacieux, surprenant, mais très réussi. Bien qu'ayant beaucoup voyagé, j'avais rarement vu et couché dans une suite d'aussi belle facture, encore moins en Occident. Je m'empressai, comme à notre habitude, d'envoyer le numéro de la chambre à Nelly par texto, sans rien lui préciser de plus.

Après ses cours, elle vint me rejoindre, aussi excitée et impatiente que moi de nos retrouvailles. Je l'accueillis sur le trottoir, à vingt mètres de l'entrée de notre nid, la déchargeant de son lourd sac, d'où dépassait le manche au pommeau chromé d'argent de sa cravache en cuir. Je fus étonné de l'absence de dragonne, ce sur quoi elle me répondit que c'était pour les débutants. C'était la première fois que je la voyais ainsi vêtue, en cavalière, avec sa bombe sur la tête, sa natte qui courrait le long de sa nuque, ses bottes en cuir galbant ses mollets, son pantalon et sa veste de concours. Ma lionne avait une classe naturelle que cet écrin amplifiait en exponentielle. Quand nous traversâmes le hall, le réceptionniste en fut lui-même en arrêt et nous décocha un clin d'oeil complice. Dans l'ascenseur, elle utilisa la visière de sa bombe pour maintenir mes lèvres à distance, alors que ses mains commençaient à me soulager de mon lourd manteau d'hiver et se réchauffaient sur mon ventre, à même ma peau brûlante. Comme moi quelques heures avant, elle fut agréablement surprise par la magnificence de l'aménagement du couloir de notre étage. Dans l'entrée, je tentai un baiser qu'elle repoussa, prétextant une chaleur étouffante et déposant bombe et vêtements dans la penderie en prenant tout son temps, alors que je rangeai son sac, en ayant extrait la cravache que je gardais bien en main. Nue, elle me sourit en prenant ma main et la guida sur son ventre, puis son pubis et ses lèvres, pour que je prenne sa température, tandis qu'elle s'employait à faire tomber mes vêtements.

Quand j'ouvris la porte donnant sur le petit salon, sa surprise fut totale. Immédiatement, elle craqua autant sur cette table basse que sur cette vue inédite. Tout son scénario tomba à terre, comme elle, à genoux, me plaquant contre la porte, que le groom avait refermé derrière nous, et me prenant en bouche, ses mains agrippées à mes fessiers tendus. J'en fus d'autant plus surpris qu'elle m'avait dit, jusque là, qu'elle n'était pas prête à me sucer, pas encore. Et mon dieu qu'elle pratiquait bien la fellation, douce, humide, profonde, jouant parfaitement avec le rythme et les mouvements de sa langue autour de mon gland. Sans y prêter attention, je lui caressai la croupe avec le bout triangulaire en cuir de la cravache. En avait-elle conscience ? Elle se cambrait d'autant plus à chaque passage sur ses courbes mouvantes. Au premier claquement, elle me prit tout entier, jusqu'au fond de sa gorge et m'aspira. Au second, elle laissa échapper un jappement et accéléra ses va-et-vient, malaxant mes bourses entre ses doigts. Je me mis à compter à haute et distincte voix, autant que je le pus, m'étranglant à moitié quand mon gland buttait contre sa gorge chaude, jusqu'à dix, avant de l'interrompre, jugeant que pour cette première fois, il eut été inopportun de me laisser aller à éjaculer dans sa bouche. Il me fallut puiser dans mes dernières réserves de volonté pour la repousser avec autorité, ma main fermement agrippée à sa natte. Me regardant méchamment, le seul son qui sortit de sa gorge fut un long grognement de chienne, assorti d'un regard étincelant de luxure, alors que je maintenais mon sexe, tendu et luisant de sa salive, à quelques centimètres de sa bouche baveuse et grande ouverte.

Toujours avec poigne, je la fis marcher à quatre pattes jusqu'à la table basse. Sur le canapé, j'avais étalé les accessoires que j'avais apportés : deux cordes noires en jute très doux, un mord réalisé par mes soins juste avant qu'elle n'arrive, improvisé avec du néoprène autour d'un simple stylo Bic, le tube de gel, un bandeau de soie. A la vue du mord, elle ne put retenir un filet de bave, qui se déposa sur le plateau et qu'elle lécha goulûment, avant de s'étaler sur le ventre sur la table. Calmement, je déposai la cravache sur le canapé et m'emparait des cordes. Je lui attachai les poignets sur le bord du plateau, afin qu'elle reste en appui sur ses coudes, puis ses genoux écartés aux pieds, remontai sur sa taille et la liai à sa natte, tendant son cou en arrière. Je me plaçai bien face à elle, captant son regard, son désir larmoyant, en lui posant le mord, dont le but originel était d'étouffer un peu ses futurs cris et jappements de chienne. Finalement, je lui laissai admirer le panorama et renonçai au bandeau sur ses yeux. Je m'en servis pour habiller son cou et improviser une petite laisse qui courut le long de sa colonne vertébrale, entre ses dorsaux bien marqués en deux colonnes noueuses. La séance pouvait commencer et sa chair de poule, alors qu'il faisait une chaleur tropicale, m'excitait au centuple.

Pour cette première, le décompte était important. Je pris la cravache bien en main, le pommeau calé au niveau de mon poignet, et elle siffla à intervalles réguliers dix fois, doucement jusqu'à deux, puis, graduellement, de plus en plus fort. Plus j'y allais, plus ses fesses claquaient fort, plus sa croupe s'approchait de l'instrument, alors qu'elle rosissait, puis rapidement, rougissait, en gémissant. A dix, je posai la cravache. Elle avait déjà bien tiré sur les cordes et les pieds de la table avaient craqué à plusieurs reprises. J'étalais le gel sur ses fesses et son dos en tension, à mains nues, et la massait longuement pour la soulager. Tous ses muscles et ses nerfs étaient réceptifs à mes doigts. Appuyant dans un mouvement circulaire sur ses fossettes avec mes pouces, elle jouit une première fois, modestement. Mon massage devint alors intégral, mes doigts fouillant et cajolant sa vulve et son antre avec amour. Quand elle crut que j'en avais terminé, je repris la cravache et la série fut doublée, plus ferme, marquant ses fesses et son dos de stries, comptant à voix haute, les oreilles à l'affût des sons gutturaux que produisaient sa gorge, veillant à ce qu'elle ne s'étrangle pas avec sa salive. Ses cris n'avaient plus rien d'humain, sa Bête était réveillée et la mienne s'impatientait. A la fin de la série, je pris sa température juste avec mon gland, uniquement sur sa vulve. Elle était si trempée que je ne pus nous torturer plus longtemps. La cravache dans ma main gauche, la ceinture de soie dans la droite tendant son cou bien en arrière, accentuant encore la cambrure de sa croupe, je la pris furieusement, en levrette, à fond, sans compter, couvrant largement ses hennissements à peine étouffés de mes cris. L'orgasme fut violent, synchrone, surnaturel avec cette sensation conjointe que nos têtes éclataient. En sueur autant qu'elle, je me laissai choir de ton mon corps sur ma lionne. Epuisés, essoufflés d'une telle rage de nos Bêtes, elles peinèrent à se calmer et nous à reprendre notre souffle et nos esprits, nos bassins continuant d'onduler, mon membre à frotter et s'enduire de nos fluides, la libérant du mord pour le remplacer par mes doigts, qu'elle suça avec gourmandise.

Au fil de la nuit, tout le mobilier fut le théâtre de nos ébats : le canapé, les deux fauteuils, la commode, la coiffeuse, les lavabos, la douche, la baignoire Empire. Le lit à baldaquin fut lui aussi honoré et détourné en croix de Saint-André. A nos rencontres suivantes, Nelly n'oublia jamais d'emporter sa cravache avec elle et la présence d'une table basse devint un critère de sélection de nos chambres.

*

* *

La poutre

C'est avec Elisabeth que je fis mes premiers pas dans les cordes intimes et sexuelles. En fait, notre relation était si débridée, que nous avons brisé beaucoup d'interdits ensemble, sans jamais nous faire prendre. De par son métier, elle disposait d'une grosse berline de luxe et nous nous évadions souvent en escapade pour les week-ends. Elle conduisait et moi, je cherchais les lieux insolites, qui conviendraient à nos fantasmes de plus en plus fous. Il me fallait toujours avoir deux ou trois coups d'avance, car il n'était pas rare que, sur un coup de tête, nous embarquions au beau milieu de la nuit pour un de ces lieux improbables, sans même savoir s'il restait de la place. Ces week-ends débridés et largement improvisés alimentaient une série photographique, que j'avais intitulée « Week-ends à la campagne ». Ainsi, l'un et l'autre, nous avions toujours un petit sac de voyage prêt pour le départ. Cette semaine avait été particulièrement dure professionnellement pour nous deux et nous avions besoin d'évasion en ce printemps exceptionnellement précoce. A 17h, elle me donna son accord par texto. Grâce à un ami qui écrit des guides touristiques, je venais de faire une trouvaille : une tour médiévale qui semblait impeccablement restaurée, à trois heures à peine de voiture de Paris. Je m'empressai de les appeler. La propriétaire ne mit pas longtemps à nous accepter, malgré l'heure tardive de notre arrivée : la commande d'un copieux encas dînatoire à la chambre finit de la convaincre.

A l'heure annoncée, Elisabeth vint m'enlever en bas de chez moi. Elle s'était particulièrement apprêtée dans sa petite robe d'été, qui remontait bien au dessus de ses genoux et laissait agréablement pointer ses petits seins à travers le fin coton. Le chauffage était à fond, tout comme nous, et je ne tardais pas à me débarrasser du superflu, déposant discrètement, non seulement mes cigarettes, mais surtout l'œuf vibrant et sa télécommande, dans le vide-poche de la portière. En bras de chemise, ma main se fit baladeuse au premier feu rouge, pour constater avec délice qu'elle avait suivi mes instructions à la lettre : elle ne portait strictement rien sous sa robe ! Comme par hasard, elle passa de la conduite manuelle à l'automatique, à la porte d'Orléans, quand je lui enfilai sans mal l'œuf copieusement enduit de ma salive. Néanmoins, j'attendais que nous soyons engagés sur la voie rapide pour le déclencher.

Nous avalâmes ainsi les kilomètres en nous amusant, moi avec la télécommande, elle avec mon levier de vitesse, pour arriver, en avance et sans encombre, à notre destination isolée de tout à des lieues à la ronde. Il faisait très doux pour la saison, presque chaud, et la propriétaire nous attendait dans une chaise longue, avantageusement installée sur le pont-levis. Seul un étage de la tour de pierre grise était éclairé. Tout en haut, le chemin de ronde était illuminé par des torches enflammées. Alors que les vibrations continuaient d'émouvoir Elisabeth, notre hôte nous présenta les lieux, les usages de la maison, et termina par la surprise : notre encas avait été dressé tout en haut, sur une table de jardin, rien que pour nous. Affamés, nous abrégeâmes l'état des lieux de la chambre, non sans remarquer ses dimensions peu communes et la taille impressionnante des poutres porteuses, la traversant de part en part.

Devant notre empressement, la propriétaire nous confia les clés, nous informa que le petit-déjeuner serait déposé devant notre porte à 10h, puis disparut dans son authentique 4x4 anglais. Nous étions enfin seuls au milieu de rien. L'escalier en colimaçon était d'origine, ses marches polies par le temps et les talons des visiteurs ou des envahisseurs. Tout là haut, nous eûmes droit à un coucher de soleil aux mille reflets dans l'océan lointain, précédant une vraie nuit noire, comme nous n'en connaissons plus en ville. Elisabeth avait conservé l'œuf en elle durant tout le dîner et nous venions de terminer la bouteille de champagne à la lueur des chandelles vacillantes. Les torches, à leur tour, faiblissaient et nous eûmes cette sensation d'absolu. Nos flûtes vidées, Elisabeth vint s'assoir sur moi, m'embrassant longuement à pleine bouche, débouclant habilement ma ceinture d'une main alerte. De mon index, je tirais lentement sur l'anneau, sans interrompre les vibrations de l'œuf, qui la faisaient ruisseler, alors que, depuis le temps qu'elle le portait, elle n'en avait plus conscience. Elle s'empala d'un coup, sans préavis, à m'en faire mal au gland jusqu'à ce qu'elle se détende. A nos cris, des hennissements nous répondirent loin, très loin dans la nuit, puis des aboiements qui s'amplifièrent et se répandirent tout autour de nous. Il était temps de rentrer incognito dans notre chambre, si nous voulions éviter de réveiller les fermes alentour et voir débarquer nos lointains voisins.

Chaque marche descendue dans cet escalier en colimaçon fut un calvaire de frustration, habilement orchestré en pauses câlines et attouchements poussés. Pourtant, notre chambre se situait juste en dessous. La lourde porte close, les poutres captivèrent de nouveau notre attention. Nos préliminaires nous avaient échauffés, mais nullement rassasiés. Nous eûmes la même pensée et d'un seul regard nous nous comprîmes : les cordes. La configuration des lieux s'y prêtait à merveille : quatre poutres de soutènement verticales et deux énormes troncs horizontaux soutenant tout un ensemble plus modeste. Il y avait largement l'espace nécessaire pour passer des cordes et aucun risque de rupture. Tout comme l'escalier en colimaçon, il était évident que ces poutres étaient plus que centenaires, avec leurs cicatrices un peu partout, leur diamètre exagéré, leur patine très sombre dans ce donjon moyenâgeux. Elles avaient dû en voir. Nous inscrire dans cette histoire et les détourner à notre manière, à notre modeste niveau, nous excita encore un peu plus.

Je retirai la robe d'Elisabeth, en profitai pour sonder son humidité intime, la travailler juste ce qu'il fallait pour la maintenir dans cet état de frustration et de désir, puis la fit pivoter de cent quatre-vingts degrés. Je la fessai à mains nues, assez énergiquement, la guidant en direction de cette poutre verticale, près de la salle de bain que j'éclairai. Sur le chemin, je pris avec moi le sac de cordes en jute noires, la couleur de l'hiver qui ressortait si bien sur sa peau si blanche. D'instinct, elle prit appui contre la poutre, les mains jointes, le nuque tendue, la tête baissée, la croupe cambrée, le galbe de ses jambes accentué par ses escarpins de commerciale. Je plongeai ma main dans le sac, empoignai une corde souple et douce et la fessai avec à plusieurs reprises. Rapidement, ses gémissements résonnèrent contre la pierre et le carrelage de la salle de bain voisine en des échos fantomatiques. Ses fessiers prenaient de la couleur, elle s'affaissait contre la poutre, l'entourant de ses deux bras tendus. Je dénouai la corde et lui immobilisai les poignets. Tout son abdomen était en contact avec le bois, comme si elle l'embrassait. Une corde fixa sa taille fine, puis une autre ses chevilles. Je lui fis une tresse serrée au plus près de la nuque et m'en servis comme d'une laisse, en la prenant sans ménagement en levrette, mon autre main serrant progressivement son cou. La sentant venir, je la plaquai de tout mon corps contre la poutre, en restant tout entier en elle, agaçant son clitoris jusqu'à ce qu'elle jouisse et se contracte puissamment autour de mon sexe. Je sentais son afflux de cyprine monter, prêt à gicler. Deux bons coups de reins, brutaux, mes doigts serrant son cou à l'étouffer, la fessant d'une main alerte et vive, finirent de la faire jouir. Quand je me reculai, je constatai avec ravissement qu'elle avait laissé une belle flaque entre ses escarpins et que j'étais trempé jusqu'aux genoux.

La nature a horreur du vide, a-t-on coutume de dire. Fort de ce principe, je logeai immédiatement les boules de geisha, les plus lourdes, dans sa chatte encore dilatée et bien lubrifiée, lui intimant l'ordre de serrer et ne pas les lâcher, sous peine d'une sévère punition. Elle voulut protester, m'amadouer en argumentant. J'improvisai un mord en corde et lui flanquai entre les dents, en serrant bien sur sa nuque. Je détachai ses poignets de la poutre pour les ligoter derrière son dos, de chaque côté de sa taille, les rendant solidaires. Pour vérifier qu'elle m'avait bien compris, je tirai plusieurs fois énergiquement sur la cordelette des boules qu'elle maintint en place.

Elisabeth adorait quand ma Bête se lâchait. C'était l'occasion de nouvelles découvertes, de franchissements de nos limites. Là, nous y étions et elle le sentit, quand je passai une corde autour de l'énorme poutre la surplombant et que je tendis sa natte, de sorte qu'elle redresse bien la tête en baissant les épaules. Je lui retirai ses escarpins et tirai un peu plus sur la corde : elle était en équilibre instable, sur la pointe des pieds. Je la fessai à main nue, la droite, puis la gauche, puis les deux en même temps, avant de jouer encore avec les boules de geisha. Je passai une nouvelle corde autour de la poutre et la liai fermement en deux tours à sa taille, en son milieu, dans le dos, puis la passai entre ses cuisses, encadrant sa vulve, pratiquant un noeud destiné à stimuler son clitoris, et fixait fermement au niveau du pubis. A deux mains, je tirai sur la corde double et elle s'éleva d'une dizaine de centimètres, ajustant soigneusement la bonne hauteur pour la suite que je lui réservai. Deux cordes me servirent à nouer ses jambes pliées sur elles-mêmes, talons contre fessiers. Deux autres, fixées au dessus des genoux, pour la faire basculer complètement et les maintenir bien écartées dans les airs.

Je me reculai de trois pas pour juger de l'oeuvre et l'immortaliser avec mon appareil photo. Je la trouvais magnifique, penchée en avant, en suspension, les jambes repliées, genoux écartés, cul et chatte à disposition. Le bâillon lui aussi faisait son effet. Sa bave venait alimenter la flaque de cyprine ,au point que je pris un cliché de ma poupée dans un reflet de ses propres fluides. Les claquements du miroir de l'appareil la faisaient sursauter, comme si elle s'attendait à sentir le cinglant martinet, que nous avions pris avec nous, sur ses fessiers ou sa poitrine. Je peaufinai et ajoutai deux pinces à linge en bois sur ses tétons pointés. Quelques pichenettes me confirmèrent qu'elle était à fleur de peau, de là comme d'ailleurs. Autour de ses lèvres, j'écartai les deux cordes qui maintenaient les boules de geisha et, très lentement, je lui retirai d'une main, passant en même temps mon gland, humide d'elle et décalotté, contre son clitoris en feu à cause du noeud imprégné de sa mouille.

Il était temps pour la récompense. Appareil toujours en main, au rythme des claquements du miroir, une main bien calée sur les cordes partant de sa taille pour rejoindre la poutre au dessus de nos têtes, je la pris, toute offerte et ouverte qu'elle était, mon dard épais coulissant comme un diesel, de plus en plus loin, butant brutalement tout au fond à chaque coup de rein appuyé. Sur le point de venir, je fis glisser le mord sur son menton trempé de bave. Nos cris ricochèrent en coeur contre les murs de pierre. Je me déversai. Son corps se balançait. Je pris à nouveau du recul, guettant cet instant où nos jus allaient sortir de son vagin et rejoindre la seconde flaque.

Cette photo nous excite encore aujourd'hui, quand, pour nous taquiner et nous rappeler le bon vieux temps, nous nous l'envoyons par téléphone au beau milieu d'une conversation anodine. Pour ces poutres, nous revînmes en ces lieux souvent, jusqu'à notre toute dernière nuit, celle de notre rupture où nous gravîmes à l'opinel nos initiales sur cette poutre, comme deux gamins à leurs premières amours. L'un comme l'autre, quand nous voyons des poutres imposantes, cette excitation nous revient sans prévenir, quel que soit l'endroit ou la situation. Parfois, c'est un peu embarrassant, mais, intérieurement, cela nous fait sourire et nous ne manquons pas de nous en informer par un petit texto polisson, encore aujourd'hui.

Leçon n°9 : gorge profonde

Cette pratique a souvent été dénaturée par la vision pornographique et l'image péjorative qu'elle véhicule. Cependant, elle est assez répandue dans les pratiques de domination/soumission et, comme quelques autres, elle est très significative. On dit souvent que les femmes n'aiment pas la fellation et qu'elles le font par devoir. Il y a aussi les tabous de la salive et des fluides, la peur de l'étouffement et même la symbolique cannibale du sperme, si elle est menée jusqu'au bout, qui entrent en jeu. Comme pour la sodomie, elle demande en réalité un très bon accord entre les partenaires et un lâcher-prise sans réserve au final.

Pour moi, le rapport de domination est chargé de symbolique, motivé par le dépassement de soi, l'abandon et l'accompagnement, surtout dans le cadre d'une initiation. Elle est à la fois représentative d'un dévouement, très sensuelle et bestiale à la fois, et fait jouer plusieurs sens partagés. Ainsi, les sons produits sont très importants, de même que les mains, des deux côtés, ne doivent pas rester en reste. Les postures associées à cette pratique font aussi appel à de nombreux fantasmes, dont certains sont souvent enfouis, tel que le viol, avec cette ambivalence de la fellation qui fait que la femme a un pouvoir extrême sur l'homme et sa virilité, si ce dernier dévie trop et ne respecte pas les limites entendues. Dans le cas contraire, la gourmandise en est la récompense ultime.

Dans l'histoire récente, « Gorge profonde » est un film pornographique de 1972 qui a marqué un véritable tournant : son succès a fait sortir la pornographie des salles spécialisées pour vieux pervers englués dans leurs mouchoirs en papier et a ouvert la voie à ce qui s'appellera plus tard le « porno chic ». Un des aspects intéressants de ce film est qu'il introduit de manière explicite la notion de plaisir dans cette pratique pour la femme qui reçoit : l'héroïne a la particularité d'avoir le clitoris situé au fond de la gorge.

Même si je n'ai jamais rencontré de femme présentant cette originalité anatomique, j'ai pu constater, comme pour les seins et les tétons, que cette zone pouvait elle aussi amener à un véritable orgasme, si cette pratique était répétée, réalisée avec générosité, dans le partage. En effet, au-delà du dépassement des peurs et des tabous, sa technicité demande un apprentissage et un contrôle physique des réflexes de déglutitions, un très bon accord au niveau du rythme du va-et-vient, au risque d'aller à l'étouffement, voire au vomissement, pour amener à l'impudeur animale des longs filets de salive, lubrifiants exceptionnels accompagnés de sons non moins caractéristiques.

Vous l'aurez compris, j'affectionne particulièrement cette pratique, car elle revêt un caractère complet, marque un seuil dans l'évolution de la relation de domination entre les partenaires, demande un haut degré de confiance et de lâcher-prise. Au début, elle demande contrôle de la part du dominant, et désir de faire plaisir, abnégation, de la part de la femme soumise. Ensuite, dans une progression répétée, elle introduit à la fois le désir et la frustration. Enfin, à son aboutissement, elle apporte une grande libération et un plaisir partagé, marque le franchissement d'un seuil important, et se conclut par un acte très symbolique, du moins pour moi, le don cannibale du sperme, don de soi à l'autre, au sens de la vie, sans objet de procréation.

Un peu de technique. Comme dans le film des années soixante-dix, le principe consiste à passer au-delà de la glotte, un peu comme le font les buveurs de bière en sifflant une pinte d'un seul trait. Cela demande donc un peu de technique, en maintenant bien le membre dans l'axe, en ouvrant très largement la bouche, ce qui permet aux sons de succion de s'épanouir. Au contact du gland sur la luette, il faudra réprimer le réflexe de vomissement et laisser l'afflux de salive s'épanouir. L'obstacle passé, pensez cependant à aller et venir amplement, afin de reprendre votre respiration, avant de jouer, autant avec l'excitation, la salive et la gorge, éventuellement, jusqu'au jaillissement. Surtout, appréciez à deux, l'abondance de ses afflux salivaires, la perte de contrôle, l'accueil de cette gorge. Soyez gourmands !

Ainsi, contrairement à ce que l'imagerie pornographique véhicule le plus souvent, cette pratique demande un grand tact, une part contrôlée d'animalité, tout en conservant une grande écoute et une forme d'harmonie entre les partenaires, dans une symbolique de domination sans ambiguité. Bien réalisée, elle comporte une dimension ludique sur qui contrôle vraiment l'acte et sa conclusion, non dénuée d'intérêt. Certains diront que c'est un peu comme pour les huîtres : peu ragoûtantes à première vue, mais quand on y a goûté, on en raffole ensuite !

*

* *

Mon dépucelage

J'étais très jeune, d'aucuns diront même bien trop vert pour ce genre de pratiques. Comme quoi, il n'y a pas d'âge et les vocations peuvent se révéler très tôt, alors qu'on n'en a même pas idée. A cette époque, l'amour, c'était rouler des pelles, avoir les mains et les doigts baladeurs et même explorateurs, en étant attentif aux gémissements de mes petites amies du moment, le plus souvent d'un soir ou d'une boum, en vacances scolaires, à la tombée de la nuit. J'adorais déjà les fluides de ces jeunes filles, que ce soit dans nos jeux de langues ou à l'occasion de mon apprentissage des massages autant vaginaux que clitoridiens, même si je ne me doutais pas encore de la variété des zones, dont la gente féminine a la chance d'être pourvue. J'aimais les seins qui pointaient. A leurs halètements, elles semblaient apprécier ma mouille abondante, qu'elles aimaient étaler du bout de leurs doigts encore gauches sur mon prépus, en passant habilement leurs mains à l'intérieur de mon jean. Quand cela se produisait, je rentrai le ventre au maximum. A Pâques, sur une plage de Normandie, autour d'un feu de camp improvisé avec du bois flotté, j'avais même éjaculé entre les doigts d'une petite anglaise très entreprenante. En rentrant au Village Vacances Familles, qui nous hébergeait, elle m'avait fait comprendre qu'elle voulait m'entrainer sous sa douche. Malheureusement, la vigilance farouche des encadrantes du groupe de jouvencelles m'avaient interdit l'accès à la ruche si prometteuse. Cependant, j'affectionnais particulière la langue anglaise et la pratiquais avec application, au grand dame de mes parents qui ne se faisaient aucune illusion sur l'effronterie de ces petites anglaises en vadrouille sur les plages du débarquement.

L'été qui suivit marqua une première : nous franchîmes en famille la Manche sur un ferry balloté par des vagues de dix mètres, ma tête dans la cuvette des toilettes après la projection du film. L'Irlande et les petites irlandaises, cela se mérite ! Le pays était pauvre, musicien et particulièrement convivial, baigné en quasi-permanence d'une pluie fine et de belles percées de soleil entre les nuages aux tons variés de gris.

Après un parcours épique en car, au plancher si rouillé qu'on pouvait voir défiler les nids de poules de la route sous ses pieds, nous arrivâmes enfin à Galway et parvinrent à trouver, grâce à la coopération des gens du cru, la ferme Bed & Breakfast, qui constituait notre hébergement pour les quinze prochains jours. J'étais plutôt grand pour mon âge, un peu rebelle avec mes anneaux de cannettes aux doigts en guise de bagues, mes écouteurs sur les oreilles diffusant en continu les « Boom Town Rates » et les « Clash », mes rangers de surplus américain toujours aux pieds. Les filles me regardaient passer en vélo, affublé de la sorte, durant nos longues escapades dans la campagne environnante ou nos haltes dans les pubs. A cette époque, tout comme en Angleterre, les petits français avaient la côte auprès des jouvencelles locales, alors que les adolescents boutonneux et aux physiques plutôt ingrats nous haïssaient. Cependant, j'étais en famille, à quelques semaines de mes quinze ans et en plein émoi des gonades.

Tous les matins, au petit-déjeuner, la fille de nos hôtes s'occupait du service. Je m'étais habitué à l'odeur de la tourbe qui se consumait en permanence dans l'âtre. Elle regardait, d'un oeil à la fois bienveillant et amusé, mon père chaparder les saucisses et quelques toasts pour notre repas de midi, me lançant régulièrement des oeillades de plus en plus insistantes. A la fin de la première semaine, elle allait même jusqu'à se frotter contre mon bras ou mon épaule à chaque passage, et moi, à laisser trainer ma main le long de ma chaise, sans qu'aucun adulte ne remarque notre manège. Qui aurait pu se douter : elle avait trois ans de plus que moi, un accent à couper au couteau, une poitrine très avantageuse, des lèvres pulpeuses et roses, une peau d'albâtre parsemée de tâches de rousseurs et une belle chevelure rousse et bouclée. Il était fort probable qu'elle avait un petit ami attitré, qui jouait de l'accordéon au sein du groupe familial où elle avait la charge du violon. D'ailleurs, après dîner, je l'entendais s'exercer et elle jouait particulièrement bien de l'archet.

Au début de la semaine suivante, nos parents sympathisèrent et les siens nous invitèrent à partager un dîner typiquement irlandais, avec de l'Irish Stew de la ferme, Mary au service et placée en face de moi. Nous n'échangions que peu de mots, mon anglais demandant encore à se parfaire, et son âge m'impressionnant encore beaucoup, à en juger par mes érections incontrôlées dans mon jean, alors qu'elle souriait en me faisant du pied sous la table. Le lendemain soir, je fus invité à l'écouter pratiquer son violon, alors que nous parents échangeaient sur les meilleurs coins à visiter dans la région. Au moment de nous quitter, alors que nous entendions les grincements de chaises venant de la pièce voisine, elle prit l'initiative. Mary passa sa main derrière ma nuque, m'attirant à elle, et m'embrassa avec une langue d'une générosité jamais connue jusqu'alors, provoquant ma toute première éjaculation spontanée. Pour être honnête, je devais être pivoine, car mes parents esquissèrent un petite sourire complice, quand ils vinrent me chercher. Mon frère se moqua copieusement de moi, quand il me vit m'acharner à nettoyer mon slip souillé, dans le petit lavabo de la chambre que nous partagions, attenante à celle de nos parents. Je dus le soudoyer pour qu'il ne me dénonce pas, alors que j'espérais qu'il serait sec pour le lendemain matin, en l'étendant sur le petit chauffage au pied de mon petit lit une place.

La nuit était noire, le brouhaha de la maison s'était assoupi et, bien qu'encore très troublé, je commençais à m'endormir, nu dans mon pyjama d'adolescent. Mon frère ronflait et j'entendais mon père qui en faisait autant à travers la fine cloison. La lune était pleine et j'avais l'impression d'y voir comme en plein jour, quand j'entendis gratter à la porte. Je crus d'abord à un rongeur, escomptant qu'il se lasserait et irait voir ailleurs, mais il insista. Enervé, je pris le parti de me lever et d'ouvrir, pour démasquer l'intrus. Or, ce fut une intruse, qui posa immédiatement sa main sur ma bouche, puis la sienne contre la mienne, m'entraînant directement dans ma chambre, me plaquant contre la porte une fois qu'elle fut fermée sans bruit, tombant rapidement à genoux à mes pieds et baissant sans cérémonial mon pantalon de pyjama, avec la lâche complicité de l'élastique qui n'opposa aucune résistance.

Une fellation, je savais à peu près ce que c'était, d'après les images pornographiques, que j'avais vues avec mon meilleur ami de l'époque dans la revue, qu'il avait dénichée sous le matelas du lit conjugal de ses vieux. C'était encore très théorique, mais cela m'avait excité, imaginant le contact de la langue sur mon phallus et me référant aux afflux de salive des baisers que je connaissais déjà. Mais là, ce fut bien plus puissant et surprenant, que tout ce que j'avais pu imaginer lors de mes masturbations nocturnes. Avec ses doigts, elle me masturba, alors qu'elle titilla mes bourses avec sa langue, s'arrêtant quand je commençais à partir et à sentir mon éjaculation venir. Puis, maintenant d'une main mes poignets dans mon dos, elle s'occupa de mon meat, et rapidement, enfourna ma verge dans sa bouche en un va-et-vient qui resta silencieux, ajustant son rythme à ma respiration haletante.

Je ne le savais pas encore, mais Mary, avec sa tête de plus que moi, m'offrait un dépucelage hors du commun, et réveilla en moi une vocation pour les fluides qui perdure encore aujourd'hui. A chaque fois que j'étais sur le point de perdre le contrôle et de l'abreuver de ma semence, elle marqua une pause, sachant exactement où elle comptait me mener. A ce stade, je compris que la langue pouvait être universelle et ne constituait en rien une barrière. Quand mon gland toucha pour la première fois sa glotte, je constatais avec ravissement que ses afflux salivaires devenaient plus copieux, au point de les sentir couler sur mes bourses qu'elle se mit à malaxer entre ses doigts, comme pour mieux étaler sa bave. Puis, elle plaça mes mains sur sa tête. Elle n'eut pas besoin de m'expliquer ce qu'elle attendait de moi. D'abord timide et fébrile, je pris la direction des opérations, suivant les bruits de succion, obéissant à sa main qui m'éloignait de temps en temps de sa bouche, pour reprendre sa respiration avant de la laisser m'engloutir tout entier, tout au fond de sa gorge, jusqu'à passer cette butée. Il n'en fallut pas plus pour que je l'honore de ma sève de vie, en jets puissants, mes doigts perdus dans ses cheveux, la maintenant en place durant toute mon éjaculation. A la lumière de la pleine lune, je vis distinctement étinceler ses yeux de gourmandise, quand elle releva la tête, essuyant ses lèvres brillantes d'un seul doigt, avant de le sucer devant moi.

Les cinq nuits qui suivirent, nous nous adonnâmes au même rituel, après un furtif baiser au salon de musique, plus tôt dans la soirée. Durant toute une année, nous entretînmes une correspondance nourrie, par voie postale et je réussis à convaincre mes parents de retourner à ce Bed & Breakfast pour les vacances estivales de l'année suivante. Lors de ce second séjour, Mary compléta l'éducation sexuelle du jouvenceau français que j'étais durant une semaine entière. Puis, notre correspondance reprit pour quelques mois, jusqu'à ce qu'elle ne réponde plus à mes lettres, du jour au lendemain. Je n'ai jamais su pourquoi, mais par contre, j'ai la conviction que je dois à Mary mon niveau qualifié de « fluent » en anglais par ma prof préférée de l'époque. Mais ceci est une autre histoire.

*

* *

L'experte

Nous affectionnions les chansons de Gainsbourg. Quand « Les sucettes à l'Anis » venaient à se jouer dans sa playlist, c'était le signal. Pourtant, ni elle ni moi n'aimions le goût de l'anis. Elodie aimait sucer, elle adorait cela. Pour elle, c'était bien plus qu'un préliminaire. C'était un acte à part entière et je dois dire que j'ai beaucoup hésité avant de rompre avec elle, à cause de sa parfaite maîtrise du sujet. Malheureusement, autant notre complicité pouvait sembler parfaite et même au-delà quand il s'agissait de gorge profonde, autant je ne partageais pas les sentiments qu'elle commençait à nourrir envers ma personne.

Nous nous étions connus de la manière la plus banale et la plus courante qui soit : au travail, lors d'une de mes missions dans les tours de la Défense. J'étais le prestataire, la maîtrise d'oeuvre, et elle représentait le client, la maîtrise d'ouvrage. Nos rapports étaient donc parfois assez conflictuels et souvent litigieux, vu que nos employeurs respectifs entretenaient des relations en apparence cordiales, mais à la limite de l'éthique, cherchant systématiquement à mettre l'autre en défaut, pour renégocier le contrat ou utiliser une clause écrite en minuscule, perdue dans les méandres des articles que personne ne lit. Chacun de notre côté, nos supérieurs hiérarchiques nous mettaient la pression et nous pressaient de chercher des informations, dans le but de prendre l'avantage et de coincer l'autre.

Ainsi, nos rapports étaient très éloignés de la séduction, mais nous nous appréciions pour notre combativité et nous estimions professionnellement parlant. Arrivé en fin de mission, le contrat avait été honoré plus que convenablement, mais aucun de nos supérieurs n'eut l'honnêteté de le reconnaître, craignant probablement de notre part des demandes d'augmentations justifiées. Aussi frustrée que moi de cette absence totale de reconnaissance de notre implication et des résultats obtenus, Elodie me proposa que nous fassions un point informel, en dehors des locaux de l'entreprise, afin que nous puissions tout nous dire, sans restriction ni censure ni témoin gênant, m'avouant sa frustration et son besoin de progresser. C'était la première fois qu'elle laissait poindre une quelconque faiblesse et cela me toucha d'autant plus qu'elle proposait que cela se passe chez elle, à Neuilly, autour d'un cocktail de son cru. J'étais très curieux de découvrir l'intimité de cette jeune femme très austère et sévère au travail.

J'aimais bien la petite mise en scène qu'elle avait imaginée et m'avait envoyée par mail. Ainsi, comme personne ne devait se douter de ce rapprochement informel, je suivais ses instructions à la lettre. A 19h pétantes, à l'autre bout de l'openspace, je la vis ranger son bureau et se préparer à partir. Cinq minutes après elle, je fis de même et m'éclipsai. Après avoir descendu le parvis, je la vis qui m'attendait sur le pont de Neuilly, au niveau de l'escalier descendant sur l'île de Puteaux où je pratiquais le jogging de temps en temps pendant la pause de midi. Quand elle me repéra, Elodie se mit en route et je la suivis à bonne distance, les mains dans les poches de mon manteau, l'écharpe relevée jusqu'au menton. Comme pour s'assurer que nous n'étions pas suivis, elle fit des zigzags dans les ruelles de Neuilly, puis un tour complet d'un pâté de maison, faisant mine de regarder une vitrine, puis prit du pain dans une boulangerie. Ses simagrées m'amusaient, même si une personne normale en aurait hâtivement conclu qu'Elodie souffrait de paranoïa aigüe. Pour ma part, je jouais le jeu, faisais mine d'attendre le bus, puis reprenais ma filature quand elle ressortit avec sa baguette à la main. Elle s'arrêta devant un porche, composa le code et entra. La porte resta entrouverte, bloquée par son pied botté que je remarquais à peine. Je m'y engouffrai à mon tour.

Ce fut la première entorse au scénario qu'elle m'avait annoncé. Cette proximité corporelle, dans le hall de l'immeuble plongé dans la pénombre du soir, inspira immédiatement nos mains, nos lèvres et nos langues, sans que nos consciences aient le temps de nous arrêter. Une envie soudaine de nous goûter nous prit par surprise et mon bras glissa autour de sa taille fine et marquée, la plaquant tout contre moi, sentant son souffle s'échouer contre mon menton et plongeant mes yeux dans les siens. Notre premier baiser fut très langoureux, alimenté par des afflux salivaires abondants et agrémentés de premiers gémissements très prometteurs. Maintenant mes yeux grand ouverts, je pouvais admirer à loisir notre reflet à l'infini dans les grands miroirs et entendre l'écho de nos pulsions rebondir sur le marbre du luxueux carrelage noir et blanc. L'immeuble était cossu, plus que sa situation professionnelle et laissait présager des origines sociales bien au-dessus des miennes. Et je dois dire que pervertir des femmes de bonne éducation, de la haute, m'a toujours beaucoup excité, surtout celles qui ont été en internat chez les bonnes soeurs.

Nous fûmes interrompus par la minuterie et l'ascenseur qui se mit en branle. Discrétion oblige, toujours dans son trip de discrétion absolue, elle m'entraina dans l'escalier qu'elle gravit avec empressement, guettant les bruits ambiants, sa baguette à la main. A peine avancé-je la main pour caresser ses cuisses sous sa jupe de tailleur, qu'elle m'échappait. Elle habitait au deuxième étage, sur une petite cour. L'appartement était assez quelconque, biscornu, avec un long couloir de desserte, une vraie cuisine tout au bout, un salon à l'opposé près de l'entrée, deux chambres mitoyennes. Visiblement, elle avait une fille, qui était absente. Jouant avec nos désirs, je restai à distance respectable, répondant aux usages de la politesse de sa classe, alors qu'elle ne privait pas d'accentuer son déhanché en me faisant succinctement visiter les lieux.

C'est au salon qu'un nouveau rapprochement fut orchestré par Elodie. D'abord, elle prit cinq minutes pour se mettre à l'aise, me dit-elle avant de disparaître dans sa chambre en me laissant seul, confortablement installé sur son canapé anglais avec un épais livre d'art en main. Je ne sais pas combien de temps elle me laissa ainsi, car, quand elle revint, j'étais à moitié assoupi. J'entendis le plateau qu'elle posa délicatement sur la table basse et ouvris les yeux. C'était une autre

Elodie que je découvrais, bien plus féminine et aguicheuse, consciente de son pouvoir de séduction et de ses atouts, ayant tombé ses lunettes austères, redessiné ses yeux et fardé ses paupières, portant une courte robe au large décolleté laissant pointer ses tétons et deviner ses mamelons, qui collait parfaitement à son corps assez menu. Elle avait chaussé des talons hauts à semelles rouge flamboyant et des bas résilles. Rien à voir avec son tailleur YSL que je lui connaissais, très bien coupé, mais strict à mourir. De même, ses cheveux d'un noir profond étaient libres et épanouis, à la limite du sauvage. Je n'avais jamais mesuré à quel point ils étaient longs et envoutants comme les tentacules d'une pieuvre. Fagotée ainsi, elle avait un petit air bien travaillé de danseuse de flamenco.

Sur le plateau, elle avait disposé deux larges verres à cocktail, de la menthe fraîche, un pilon, un shaker en argent brossé, de la glace pilée dans un bol en cristal et un bouteille de rhum vieux, qui à lui seul semblait valoir largement le détour. Je m'attendais à ce qu'elle commence sa préparation devant moi, de l'autre côté de la table, face à moi, à la manière d'une barmaid professionnelle d'un grand hôtel parisien. Au contraire, elle tira la table en arrière et vint s'assoir face à moi, sur mes genoux écartés, fit glisser ma veste de costume de mes épaules, déboutonna ma chemise d'une main et dénoua ma cravate qu'elle passa autour de son cou infini. Ce baiser fut fougueux, très gourmand, accompagné de ses mouvements de hanches, mes mains plaquées sur ses fesses accentuant ses ondulations lascives, mes doigts jouant avec le porte-jarretelles, qui me fit basculer dans la folie quand je le découvris et accédai à sa peau nue, entièrement nue, sous sa robe, et que je constatai avec stupeur l'absence de culotte ou de string. Sa vulve était aussi douce que l'intérieur de ses cuisses. Elle se montra d'autant plus sauvage et juteuse quand j'introduisis mes doigts en elle, s'agrippant à mes pectoraux, les lacérant de ses griffes avant de mordre mes tétons et lécher mon nombril en faisant glisser ma ceinture.

D'une main experte, elle libéra mon membre tendu, s'avança sur moi, s'empala lentement en soutenant mon regard furieux. Elle prenait tout son temps, me donnait à sentir son antre s'ouvrir petit à petit autour de mon pieu qui s'épaississait en elle, jouant de quelques contractions de son vagin en prenant appui sur mes genoux. Elodie avait la souplesse d'une gymnaste et une taille de guêpe mise en valeur par un serre-taille en peau d'autruche qu'elle portait sous sa robe. Quand je me redressai pour l'embrasser et lui mordre les tétons que j'avais mis à nu, elle me repoussa, bascula complètement en arrière, se saisit du shaker, l'ouvrit en deux, le plongea dans le bol en cristal et le remplit à moitié de glace pilée. Revenant sur moi, sous l'impulsion de ma cravate que je tirai d'une main ferme, elle m'en fit goûter une bouchée avant de m'offrir sa langue et sa bouche. La fonte de la glace au contact de nos salives était si délicieuse, que je faillis éjaculer en elle, mais elle figea son mouvement de hanches et se contracta sur mon membre pour contenir ma fougue. Elle aimait autant que moi jouer avec les limites, les effleurer sans les franchir, les repousser, jusqu'au moment fatidique de la libération. Elle semblait avoir un contrôle parfait de chacun de ses muscles vaginaux, une excellente perception des manifestations de mon sexe en elle, de mes pertes de contrôles, de ma maîtrise retrouvée par force volonté, dans un jeu du chat et de la souris qui nous ravissait.

Tout comme elle s'était empalée, Elodie reprit appui sur ses jambes et je vis apparaître lentement mon membre luisant de sa cyprine, jusqu'au gland. Elle revint brutalement s'empaler jusqu'à la garde, à deux ou trois reprises, avant de s'extraire entièrement, tirant avec sa nuque sur la cravate à laquelle je m'agrippais désespérément. Le shaker dans sa main gauche, elle s'agenouilla entre mes cuisses, ses fesses au contact du plateau de la table basse, sa chevelure bien étalée sur les hanches. Elle fit rapidement glisser mon pantalon et mon boxer jusqu'à mes chevilles, savourant du bout de sa langue chaque centimètre de ma peau nouvellement découverte. Je crus devenir fou de frustration, moi qui d'instinct voulait l'honorer de mon jus. Elle savourait et se nourrissait de ma frustration avec une parfaite maîtrise. Ne pouvant plus attendre, j'apposai ma main sur sa tête et, à mon grand soulagement, elle céda. Sa cambrure s'accentua franchement et cette vue panoramique m'excita encore plus, me faisant mouiller abondamment sur sa langue partie en exploration sur mon gland et ma verge. Elle m'excitait tellement, qu'à tout moment, je savais que je pouvais perdre le contrôle et éjaculer trop tôt, trop vite, et sans la prévenir. Visiblement, c'était aussi cela qui l'excitait à ce point et la poussait à se masturber bruyamment d'une main alerte, engloutissant en même temps toute ma verge, jusqu'à me faire buter au fond de sa gorge, contre sa glotte, provocant volontairement un afflux de bave, qui coula au moins autant que sa cyprine sur ses doigts. Contre mes bourses, elle s'amusait avec la fraîcheur du shaker, jouant du contraste autant de la température que de la texture, pressant à la base de mon sexe qu'elle maintenait en bouche.

Jamais de ma vie, je n'avais eu une telle fellation, et le mot « Salope ! » ne tarda pas à s'expulser de lui-même de ma gorge quand, bien alignée, serrant la base de ma verge à deux doigts, elle poussa plus avant et fit passer mon gland au-delà de sa luette. Elle me maintint ainsi quelques secondes pour me faire bien sentir la différence, avant d'entamer un va-et-vient de diesel, ma main sur son crâne suivant scrupuleusement ses mouvements. Je pouvais sentir la fraîcheur de la glace qu'elle maintenait sous mes bourses, prête pour la grande récolte. Elle reprit une large inspiration, puis m'engloutit au maximum qu'elle put, bien au-delà du gland, la bouche grande ouverte, recueillant sa bave dans le shaker, joua de sa gorge avec mon gland, de plus en plus rapidement, de plus en plus bruyamment, en goulue gourmande et affamée. Elle avala ma première giclée, puis, d'un geste travaillé et précis, saisit ma verge entre ses doigts et masturba énergiquement, positionnant le shaker contre mon gland, le regard fixé sur son oeuvre.

Entre chaque giclée, comme pour me récompenser, elle me gratifia d'un bon coup de langue, qui n'eut de cesse de provoquer un nouveau jet.

Quand elle eut terminé. Elle releva la tête, les lèvres luisantes, un large sourire chargé de vice et de satisfaction, me fit goûter mon sperme dans sa bouche, puis se retourna vers la table, m'exposant ostensiblement son postérieur bombé. Elle s'affaira au cocktail au rythme de ma fessée, pilant énergiquement la menthe, puis dosant généreusement le rhum, avant de refermer le shaker et de le secouer. La dégustation fut raffinée et tendre, Elodie allongée sur le canapé, sa tête reposant sur mes cuisses, ma main caressant nonchalamment son petit sein en pomme à la douceur satinée. Durant cette soirée mémorable, nous bûmes lentement trois cocktails, avant de passer à la chambre.

Elodie conserva ma cravate en souvenir et parfois, elle poussa le vice jusqu'à la porter au bureau, par pure provocation, en point hebdomadaire. Peu de temps après, considérant que je n'étais plus assez bon en négociation avec mon client et que je m'étais ramolli, mon patron me changea de mission et de tour. L'an dernier, j'ai appris qu'Elodie avait pris du galon dans sa société. La promotion canapé aurait-elle encore de beaux jours devant elle ou était-ce son fameux cocktail maison ? Sans machisme exagéré, je n'ai pu m'empêcher de me poser la question sans pour autant lui poser la question. Cependant, encore aujourd'hui, bien que nous ayons rompu depuis longtemps, il lui arrive de m'appeler pour me proposer une soirée cocktail à laquelle je me rends volontiers, juste pour une nuit de dégustation.

Leçon n°10 : fessée et martinet

Le premier rapport à la fessée nous ramène souvent à l'enfance et aux premiers souvenirs de châtiment corporel. Pour certaines générations, elle est associée à un instrument qui se trouvait couramment dans toutes les bonnes drogueries de quartier : le martinet. Plus récemment, ce dernier se trouva déplacé au rayon animalerie des grandes surfaces, pour finalement disparaître des étales.

Dans le rapport de domination, cette pratique, de par sa référence autant à la punition qu'à l'humiliation, a une place de choix, d'autant plus qu'elle peut s'agrémenter de postures et de situations très diverses et faire appel à toute une panoplie d'objets détournés de leur usage initial pour la prodiguer. Bien introduite, les protagonistes sauront jouer avec toute son ambivalence, entre caresse, punition ou récompense. Bien dosée dans sa progression, elle aura pour effet d'éveiller les sens, autant pour l'un que pour l'autre, et sera l'occasion de sécrétions d'endorphine et d'adrénaline dans le cerveau, sans risque physique réel.

Le comptage et le bon choix des outils peuvent et doivent faire l'objet d'un enchaînement. Ils seront susceptibles d'agrémenter un jeu autour de leur identification, autant par leur son que leur toucher. Le dominant devra, par son dosage, faire preuve de retenue et d'écoute.

Parfois, les sons de la fessée pourront être enregistrés et rejoués, afin de susciter l'excitation ou la frustration de la suppliciée, en fonction des situations de cette réécoute. Personnellement, je ne considère pas que le "safe word" soit nécessaire dans cette pratique, tant que le dialogue est de suffisamment bonne qualité pour que le simple ton d'un "Aïe" soit déterminant pour bien identifier le seuil de tolérance, son approche ou son léger dépassement.

La fessée peut donc devenir un jeu très subtil, aux multiples facettes, et intervenant dans le cadre de divers rituels, pas uniquement la punition. En fonction des peaux et des constitutions, elle offrira aussi l'avantage de laisser des traces, visibles ou non, des sensibilités particulières, qui sauront réveiller les sens et le souvenir à des moments impromptus, même plusieurs jours après.

Les instruments de la fessée peuvent être multiples, du plus doux et inoffensif, au moins en apparence, au plus brutal et même grossier. Personnellement, je conseillerais de commencer par le plus simple, le plus subtil aussi : la main. Elle présente l'avantage certain de faire ressentir, par des picotements plus ou moins aigus, la force et l'intensité aux deux partenaires, et ainsi d'en faciliter le juste dosage. Dans un cheminement, souvent, j'aime commencer et terminer par cette dernière, qui ouvre aussi toutes les dérives et l'ambiguïté entre fessée et caresse, pour aller jusqu'à l'empoignement bestial, éventuellement. La ceinture, en cuir, d'une largeur appréciable, souple, offrira une bonne suite avec son contact charnel, sa surface étendue et le son qu'elle prodigue, surtout au contact de la peau. Il conviendra de la doubler, de tenir fermement la boucle et son extrémité en main, de s'aider de son autre main pour bien la diriger vers la zone visée. Penser à varier, même de quelques centimètres, les endroits, déborder sur le dos, les cuisses, voire même la plante des pieds pour les plus hardis, en fonction des postures et de leur évolution. Plus la surface de contact sera réduite, plus l'impact sera cinglant. La spatule ou paddle peut s'avérer un bon enchaînement, par sa surface assez similaire, mais une rigidité renforcée, un instrument court et facile à manipuler, ne demandant que peu d'amplitude, très utile aussi en levrette, si cette fessée vire à la récompense, par exemple. En général, à ce stade, un changement de matière et de texture s'impose, pour casser un peu le rythme et jouer sur les contrastes avec une matière plus froide. Une grande règle en fer plate fait très bien l'affaire. Cependant, il conviendra d'utiliser le bon côté, l'arrondi, pour éviter de couper l'auguste peau déjà bien rose de votre victime consentante. Les plus vicieux useront en plus d'une règle en aluminium carrée, de trente centimètres au moins, sur laquelle la suppliciée reposera sur les genoux, pratique courante et probablement révolue chez les bonnes soeurs en internat de jeunes filles.

Ensuite, viennent des instruments plus spécialisés et plus cinglants. Le martinet, constitué d'une poignée souple ou rigide, et de lanières plus ou moins fines, le plus souvent en cuir, avec ou sans noeuds au bout. Personnellement, j'en ai confectionné un avec des lanières très fines de néoprène, qui peut se détourner en mors. Il est très mordant, tout à fait adapté à un contact bref et intense, marquant assez bien la peau déjà préparée. A éviter sur les zones trop sensibles. Après un tel traitement, la cravache sera ressentie comme un soulagement ou une récompense. Il conviendra de bien la choisir, gainée d'un cuir doux et souple de bonne qualité, si possible d'un pommeau esthétique et d'une mèche assez large, idéalement triangulaire, en cuir. Son contact se rapprochera de celui de la fessée manuelle, permettant aussi de prodiguer des caresses même intimes. La flexibilité de la baguette en constituant le coeur est primordiale. La fibre de verre s'avère idéale et très solide tout en offrant une très bonne souplesse. La dragonne, par contre, est totalement inutile et souvent inesthétique. Au niveau hygiénique, son entretien est facile. Avec une certaine habitude, elle s'avère d'un usage à la fois précis et varié, pouvant aller jusqu'à son utilisation lors d'un coït-récompense. A ce stade, il est recommandé de marquer quelques pauses, en revenant à la fessée manuelle, bien dosée et déviant à la caresse plus ou moins intime, avant d'en arriver à l'outil le plus cinglant qui occasionnera de belles zébrures : la baguette de jonc ou de bambou. Elle a été un instrument courant et privilégier dans l'éducation anglaise pour le jonc et en Asie pour le bambou. La baguette anglaise est courbe, éventuellement en forme de canne, alors que celle en bambou est droite et plus fine. La surface d'impact étant très réduite, elles marquent rapidement et la douleur infligée est rapidement très intense, surtout sur une peau déjà sensibilisée. Par contre, rien n'empêche de les utiliser à travers des vêtements ou des textiles. Même à travers une couette ou une serviette éponge, on en sentira les effets.

D'autres instruments, plus en rapport avec une pratique Sado-Masochiste, qui ne m'attire pas, sont couramment utilisés ou assimilés à la fessée : le fouet, les barres de fer ou les bâtons de bois dense, les chaînes. Je distingue la relation de domination de la relation SM, par ses motivations, la manière de considérer l'autre et sa finalité. Ainsi, le sadique utilise le masochiste comme un objet déshumanisé, une simple matière morte, et il est l'instrument, celui qui prodigue douleur et traces, en usant et abusant de l'humiliation et de techniques de conditionnement pavlovien, voire marquage au sens de l'appartenance affichée par la souffrance, comme pour certaines pratiques tel le marquage au fer rouge. A terme, cela mène souvent à l'accident, la perte du contrôle de la part des deux partenaires. Ce n'est pas l'objet d'une relation de domination, même si, souvent, les instruments et les pratiques peuvent être assimilés.

La durée de la fessée est variable, en fonction de son contexte, des postures, et de sa fréquence, vu que la sensibilité réveillée aura une durée plus ou moins longue et persistante pouvant aller jusqu'à plusieurs jours. En général, le temps réel d'une fessée bien prodiguée varie entre quelques minutes à une heure. Au-delà, nous pouvons considérer que cela devient du vice ou du sadisme.

*

* *

Ma première fessée

Aussi loin que je m'en souvienne, j'ai toujours fessé, sans me rendre compte de l'effet que cela pouvait produire sur ma partenaire, car, au tout début, c'était une pulsion, pendant le coït, aussi désordonnée que passagère. D'ailleurs, le plus souvent, c'était en levrette, position que j'affectionnais particulièrement avec certaines partenaires très bien pourvues, à la taille fine et marquée, aux hanches larges et aux fessiers en pomme.

C'est Florence, de quinze années mon aînée, qui m'apprit à bien la fesser et m'expliqua les bienfaits que cette pratique lui prodiguait. Elle était soumise, alors qu'elle avait un caractère bien trempé, et quand elle se qualifiait elle-même ainsi, je ne comprenais pas. Tout ce que je savais, c'était que j'adorais nos entrevues, qu'elle venait de loin pour passer la nuit, que son cul me transportait autant que sa chatte et sa bouche gourmande. Après l'amour, nous aimions discuter, lire, nous restaurer au lit, avant que cette pause dérive à nouveau en une folle étreinte. J'habitais dans un petit studio, à deux pas de Bastille, avec une kitchenette sur rue, une pièce principale sommairement meublée d'une petite table, deux chaises, une armoire et un grand clic-clac toujours déplié, une vraie salle de bain avec une vraie baignoire, mon luxe de tout jeune travailleur.

Elle arrivait toujours de nuit, après trois heures de route et une bonne demi-heure pour trouver une place dans les rues adjacentes. A l'époque, il n'y avait pas de téléphone portable. Je savais quand elle partait, et approximativement quand elle allait frapper à ma porte. De même, elle gardait toujours le mystère sur sa tenue, et encore plus sur les dessous qu'elle porterait, ou pas.

Eprouvée par la route et une longue journée de travail, elle me laissait juste découvrir et explorer avec mes doigts, plaquée contre ma porte blindée, dans l'obscurité de la minuscule entrée, avant de disparaître dans la salle de bain où un bon bain chaud à la rose ancienne l'attendait. La porte restait toujours fermée, ne laissant filtrer que quelques bruits d'eau, quelques gémissements, parfois. Je l'attendais nu, allongé sur mon lit, le plus souvent jusqu'à l'assoupissement, bercé par Supertramp.

Florence savait très bien ménager ses effets, jouer avec mon manque et ma frustration, me faire attendre et libérer la bête qui sommeillait en moi et que je n'assumais pas à l'époque. Cette nuit-là en fut le meilleur exemple, après deux semaines de privation. Précédemment, elle m'avait déjà enseigné comment la mener à l'orgasme uniquement en m'occupant de ses seins, doucement, d'abord, puis plus fermement, pour en arriver à la morsure, aux pincements prolongés, en lotus. Depuis quelque temps, parfois, je ne pouvais arrêter ma main, quand, très proche de la jouissance, je voyais mon sexe disparaître en elle, entre ses fesses. Celle-ci claquait, mais se figeait sur sa fesse avant de l'empoigner avec une fermeté qui m'étonnait autant qu'elle. Cependant, à ce stade de mon éducation, quand elle me le réclamait, cela me bloquait et interrompait notre étreinte. Cela s'était produit à plusieurs reprises et la frustrait au plus haut point. Le plaisir que je retirais de cette frustration la rendait furieuse et elle avait décidé d'y remédier sans me l'annoncer.

C'est ainsi que ce soir-là, elle passa plus de temps dans la salle de bain, au point que je m'endormis. Elle savait, qu'avec mon sale caractère, elle devait me prendre par surprise. C'est sa bouche et sa langue qui me sortirent de mes rêves. Elle avait allumé les bougies réparties dans toute la pièce, changé la musique par un long morceau de Santana, m'avait attaché poignets et chevilles aux portants du lit. Florence savait très bien ce qu'elle allait réveiller, moi pas encore. Elles s'était coiffée, maquillée, parfumée, portait un serre-taille noir en dentelle, des bas de soie noire, des talons hauts vernis et s'était même affublée de pinces à tétons reliés par une chaînette. Pour peaufiner le tout, elle portait de longs gants de satin qui montaient au-dessus du coude.

Quand mes cris de plus en plus furieux, la tension des cordes marquant ma peau et que j'étais sur le point de l'honorer de mon jus de vie dans sa gorge, elle releva la tête, me regarda, branla fort et ferme. Je crus, que comme souvent, elle allait me faire gicler sur mon ventre, avant de lécher avec application mon sperme, mais elle fit bien pire : elle s'arrêta ! « Je vais t'apprendre. », me murmura-t-elle, très posément, alors que la rage me tiraillait, que les liens m'empêchaient de reprendre la direction et de me soulager. Mon cri du fureur la fit rire aux éclats.

Amusée, Florence attendit quelques instants que la pression descende un peu, avant de s'embrocher sur mon membre et d'ouvrir un livre, dont elle me fit la lecture de quelques extraits, sans bouger : « La philosophie dans le boudoir » du Marquis de Sade, qui trainait malencontreusement sur ma table de nuit. J'avais beau me déhancher, elle accompagnait mes mouvements, annihilant par là-même tous mes efforts pour la soudoyer. Les liens tenaient bon et aucun moyen de me libérer les poignets. J'étais si en colère que plus un cri ne sortait de mon gosier. Quand elle jugea que j'étais à point, elle jeta le livre sur le côté, se pencha sur moi, me donnant la chainette à mordre, et libéra mes mains de leur entrave.

Elle n'eut pas besoin de demander. Sa première vraie fessée commença en un rythme endiablé, suivant inconsciemment la basse et la guitare de Santana, puis la batterie, jusqu'à ce que mes deux mains trouvent le bon rythme et se synchronisent. Plus je la fessais, plus elle criait et s'empalait avec amplitude sur mon dard, régulant mes ardeurs quand j'étais sur le point de tout lâcher. Mes paumes et mes doigts picotèrent d'abord, puis brûlèrent sans que je puisse m'arrêter de les faire claquer de plus en plus fort sur ses fessiers. Puis elle se retira, masturbant mon membre dans sa main, alors que la fessée continuait de plus belle. Ce ne fut que quand elle jouit, giclant copieusement sur mon pubis, qu'elle me permit d'éjaculer entre ses doigts. Heureuse de ma performance, elle n'en perdit pas une goutte, que ce soit sur ses cuisses, mon ventre, mon nombril, qu'elle nettoya de sa langue, avant de m'embrasser longuement.

Cependant, la leçon ne faisait que commencer. Après une pause lecture de mon livre de chevet, Florence se releva et libéra mes chevilles, me demandant de l'attendre sagement. Elle s'éclipsa dans mon entrée, fouilla dans son grand sac, puis revint, une cravache en cuir entre les dents. Médusé, allongé sur le côté, je l'observais s'agenouiller au bord du lit, accentuant exagérément sa cambrure, me tendant l'instrument pour que j'officie, alors que ses fesses étaient d'un rouge écarlate unique, parsemé de quelques traces de doigts, de mes doigts ! Par défi, par vengeance de la frustration qu'elle m'avait causée, j'usais et abusais longuement de la cravache, sans qu'une plainte ne sorte de sa bouche, jusqu'à ce que moi je craque et que je finisse par la prendre par derrière sans cesser la cinglante correction.

Au petit matin, au moment de nous endormir épuisés, ce fut la toute première fois qu'elle me confia à l'oreille cette phrase, dont l'écho résonna longtemps en moi, sans que je la comprenne tout à fait : « Plus tard, tu seras un bon Maître. ».

*

* *

La fessée suspendue

Ma Novice affectionne vraiment beaucoup, beaucoup, beaucoup la fessée sous toutes ses formes, autant lors des rituels de l'entrée ou de la punition, que lors du coït ou, pour mieux me frustrer, de son départ. En cinq mois, elle a suivi un parcours exemplaire, assidu, appliqué, franchissant chaque palier, passant outre ses peurs les plus ancrées, en totale confiance. A l'heure d'aujourd'hui, je peux me demander avec fierté si son statut de Novice reste approprié.

A notre toute première rencontre, elle était si coincée, figée dans sa torpeur, que je n'aurais même pas osé lever la main sur ses augustes fessiers. Elle restait immobile, allongée sur le dos, recroquevillée sur elle-même, à regarder fixement les ombres produites par les bougies au plafond. Pourtant, lors de nos échanges, j'avais bien cru déceler en elle un véritable potentiel d'épanouissement dans cette pratique que l'on qualifie de domination/soumission. Cela faisait trois ans que je me sentais moi-même suffisamment mature pour passer à l'initiation, avec une dimension de transmission et d'épanouissement. Durant cette première nuit, j'étais à la fois en colère de mon erreur de jugement et très perplexe d'un tel grand écart, sans qu'elle puisse m'expliquer sa prostration. Tout ce que j'avais pu constater et qui pouvait confirmer mon premier avis, était qu'elle était friande d'étreintes très vigoureuses et profondes, en particulier sur le ventre et que mes doigts serrant son cou la transportaient. Théoriquement, cette position ne fait aucun doute. A l'issue de notre nuit, elle demeurait donc un mystère irrésolu pour moi. Or, je suis très têtu et j'ai horreur de ne pas comprendre, encore plus de me tromper à ce point.

Nous continuâmes donc à échanger virtuellement, malgré notre fiasco, librement. Au bout de deux semaines, de dialogues quotidiens, je décidai de lui donner une seconde chance : nos échanges confirmaient cette attirance qu'elle avait pour ce genre de pratiques, dans l'ambivalence de la crainte du jugement, du franchissement des tabous. Maintenant qu'elle connaissait les lieux, la personne, que nous avions plus échangé, je me disais qu'il y avait une chance, même infime, qu'elle puisse aller au-delà de ses appréhensions, qu'elle serait plus en confiance. Elle accepta et se présenta à nouveau à ma porte la semaine suivante.

Dès le rituel de l'entrée, je me suis montré plus exigeant que la première fois : leçon de gorge profonde, prise de température immédiate, première légère fessée à main nue dès qu'elle déposa ses affaires sur la chaise Cartini. L'entrée dans la bulle fut réussie et prometteuse. Depuis, nous la nourrissons, séance après séance, semaine après semaine, variant les plaisirs et les rituels, jouant sur l'ambiguité entre punition et récompense, frustration et désir, plaisir bestial et provocation. Dans les premiers mois, la Novice était douillette. Je devais mesurer la force de mes mains, accentuer le son des claquements en rassemblant bien mes doigts. Petit à petit, j'introduisis des accessoires à l'intensité variée, et un jeu : elle devait reconnaître l'instrument dont j'usais, les yeux bandés, uniquement au toucher et au son. De même, il n'y avait pas de décompte. La durée des fessées variait entre mon bon vouloir et son niveau de tolérance. Je commençais avec la ceinture large en cuir, enchaînais avec la spatule en bois, puis le martinet cinglant à petites doses, réconfortais à mains nues.

Assez rapidement, la pratique sortit du strict cadre de la punition. Elle commença à me la réclamer durant le coït et à se laisser transporter. Puis, elle me provoqua volontairement pour que j'en use en guise de correction et de reprise en main. Elle y prenait goût et en dégustait de plus en plus les saveurs, même dans l'après, alors que, sous son pantalon, elle se faisait piéger par le frottement de la dentelle en rentrant chez elle et se mettait instantanément à mouiller sa lingerie alors qu'elle déambulait dans le métro parisien. Elle finit par me demander des marques plus persistantes.

Un nouveau palier fut passé. Je fis l'acquisition d'une cravache, une vraie, une belle, en cuir, avec un pommeau argenté et d'une baguette en bambou. A mon grand étonnement, dès la première utilisation de la cravache, elle me réclama que j'en abuse en la prenant sur le ventre. Visiblement, cette dernière avait été une révélation et contribuait grandement à augmenter très significativement notre bestialité et l'intensité de nos orgasmes, surtout dans cette position. Elle prit donc de plus en plus une dimension de récompense. Par contre, la baguette, fine et à la fois rigide et souple, conserva sa dimension punitive, la faisant monter très rapidement à son seuil de tolérance. D'ailleurs, j'en usais essentiellement à travers un vêtement, ou la couette épaisse, mais là, sans retenir mon bras. Malheureusement, même avec cet article particulièrement cruel, elle ne conservait les marques tant désirées qu'une heure au grand maximum.

J'ai donc introduit les cordes, petit à petit, au sol, sur une chaise, dans le lit, pour commencer. Les cordes, un peu comme la fessée, ont ceci de très particulier, qu'elles introduisent un caractère érotique et sensuel au toucher unique. Passée l'appréhension de l'entrave, l'attachée doit s'abandonner à son attacheur, don qu'il doit savoir recevoir et dont il ne doit pas abuser. En pré requis, même au sol, il faut un haut degré de confiance pour se livrer à ce point. De même, je n'ai jamais rencontré de femme qui se laisse fesser, bander les yeux ou bâillonner, par le premier venu, dès la première rencontre.

Ainsi, avec la Novice, je ménageais un parcours progressif, ponctué d'étapes successives, en commençant par la simple sensation d'entrave, purement symbolique, sur une chaise, dans mon entrée. Puis, les cordes trouvèrent peu à peu une place plus sophistiquée dans la chambre, sur le lit, toujours en entrave, mais bien réelle, associée à une punition et à diverses formes de fessées. De la chambre, nous migrâmes au salon, sur la table basse, qui fut un temps le théâtre privilégié de nos rituels de punitions, la force de mes coups allant crescendo, au fur et à mesure que son seuil de tolérance s'élevait, répondant à son goût de plus en plus affirmé et de la pratique de la fessée et des cordes, dont le serrage devenait de plus en plus prégnant et les motifs sophistiqués et contraignants. Enfin, de la table basse, nous nous déplaçâmes au fameux portique en bambou qui la terrifia durant deux semaines. C'est la fessée qui la débloqua.

A quatre pattes sous le portique, j'utilisais un bambou d'un mètre de long et trois centimètres de diamètre pour maintenir ses jambes écartées, liées par une première corde au niveau des chevilles à chaque extrémité. A l'aide de la ceinture de cuir, après quelques caresses de chauffe à mains nues, je commençais à travailler les fessiers encore frais de ma chienne. A l'aide de la cordelette de deux mètres, je lui confectionnais une laisse que je lui passai autour du cou. A chaque fois que je levais la ceinture avant de la frapper, je tirais sur la laisse et elle creusait les reins, s'apprêtant à recevoir avec délectation.

Sachant que ma Novice avait des faiblesses aux genoux et qu'elle ne pourrait tenir la posture trop longtemps, je marquais une première pause et entourais bras et épaules de cordes, liant ses poignets derrière son dos, avant-bras à l'équerre, mon torse nu plaqué contre son dos, mon sexe frottant contre ses cuisses. Je ne me privais pas, en passant les cordes autour de ses seins, de m'égarer sur ses tétons et son cou, pinçant, tordant, serrant, avant de bien répartir la tension en passant mon index entre les cordes et sa peau. Quand je fixai le harnais au portique et tendis l'ensemble, elle commença à réaliser qu'elle pouvait y reposer de tout son poids et se laisser aller. Je la fis se pencher en avant, prenant sa température vaginale à deux doigts, puis, introduisant le godemichet de verre, que je lui fis préalablement sucer et humecter de sa salive. Une courte transition avec la ceinture, histoire de réveiller ses sens, provoquer sa cambrure et lui ordonner de maintenir le gode en place. En récompense, la cravache tant appréciée prit le relais, sa longueur et sa précision m'autorisant à changer de position et à me placer devant elle, la poussant à lever ses mains et se laisser entièrement porter pour s'affairer sur mon membre qu'elle prit en bouche. A chaque contact appuyé de mon gland contre sa luette, ma Novice eut droit à un coup de cravache non retenu, bien placé, et une caresse du triangle en cuir, entre ses fesses, contre la boule de verre qui brillait sous la lumière du spot que j'avais orienté à dessein.

J'aurais pu ajouter un harnais de taille et de cuisses, comme en escalade, mais, pour cette première suspension-fessée, je tenais à ce qu'elle ait un certain inconfort, afin qu'elle profite pleinement des sensations et de ses récompenses. Passant la corde de sa laisse dans sa bouche, y attachant ensuite ses longs cheveux, je tirais et fixais le tout à la corde de portance, maintenant sa tête en arrière, tandis que je revenais derrière elle, admirant sa posture, jouant du godemichet, le faisant buter pour bien la faire baver, jusqu'à ce qu'elle l'expulse lors d'une contraction plus intense que les précédentes. En guise de punition, je me servis de la corde, que je venais de prendre en main, pour attacher sa première jambe, cheville contre fesse, pour lui fouetter vigoureusement le dos et la croupe, faisant apparaître de premières stries. Le portique craquait à chaque ondulation de son corps, sa vulve coulait sur ses cuisses, quand je nouai ses jambes une à une. Une belle tâche brune se formait au niveau de sa tête sur la serviette éponge que j'avais préalablement disposée. Elle était prête à passer à la fessée suspendue.

Je dénouai la cordelette et libérai la bouche de ma Novice, l'obstruant immédiatement de mon membre, imposant le rythme des va-et-vient en maintenant sa tête et en écartant ses cheveux de ma main sur le sommet de son crâne. Rapidement, je sentis son envie de me faire craquer, de me faire jouir et de boire mon jus. Il était encore trop tôt pour cette récompense, sachant que l'objet de cette punition était la fessée suspendue. Pour bien la préparer, je suçai lentement sa vulve, en soulevant légèrement ses genoux. Puis, je fixai deux cordes au portique et les maintenaient en suspension à hauteur de son bassin. Elle eut un bref moment de panique, mais il se dissipa rapidement quand je repris la fessée, d'abord d'une seule main, puis avec les deux en cadence. Je compris que le cap était passé, alors qu'elle me réclama la cravache. Au lieu de cela, le godemichet en verre reprit sa place et j'usais de la baguette en bambou, avec parcimonie, retenant mon bras au son du contact de l'instrument sur ses cuisses et ses fessiers. La bave ayant cessé de couler, ses cris ayant repris leur cours normal, je choisis ce moment pour la bâillonner, à l'aide d'un mors souple que je fixai derrière sa nuque, lui laissant toute latitude de baisser ou relever la tête.

Ma chienne ainsi installée se remit à baver copieusement jusqu'à la serviette éponge, oubliant presque qu'elle était entièrement suspendue au portique, dont les craquements scandaient cette fessée à la baguette.

Le temps du soulagement et de la récompense était venu. Je troquais la baguette pour la cravache, salivais abondamment sur sa rose épanouie et jouait de la boule du godemichet pour mieux lui faire apprécier le moment à venir. Le verre refléta la lumière à merveille, lorsque je libérai sa chatte trempée. Je le passai lentement sur sa rose. Elle comprit immédiatement mon intention et se cambra pour mieux l'accueillir et me signifier son approbation. Ce dernier fut englouti avec un appétit déconcertant. Frottant mon gland décalotté entre ses lèvres, m'imprégnant de sa cyprine, je maniais la cravache tantôt sur la partie découverte de son dos, ses hanches, ses fesses, alors qu'elle usa judicieusement de ses mains libres pour me masturber, puis m'introduire en elle.

Ma chienne appréhendait vraiment bien l'espace et la suspension maintenant. Ses fesses et ses cuisses rougissaient à merveille. La boule du godemichet brillait de mille feux et je lui donnais un coup de pouce vicieux par intermittence, la faisant gémir, couler sur mon membre et baver. La cravache s'abattait sans retenue, au rythme de mes coups de reins, des buttées de mon gland tout au fond, du choc de mes bourses sur son clitoris dénudé et enflé. Je repris la laisse en main, redressai sa tête, ses cris prenant ainsi toute leur ampleur dans la pièce, quand vint le temps de l'orgasme. Il fut violent, copieux, nourri et bruyant. Assis sur mes genoux, appuyé sur mes bras tendus en arrière, je pus admirer le spectacle de nos fluides mêlés coulant en un long filet continu jusqu'à la serviette. Elle, reposant entièrement sur les cordes, en complet relâchement, en abandon total. J'avais lâché la laisse et ses cheveux pendaient en avant jusqu'au sol, laissant son visage dans l'ombre.

Alors qu'elle reprenait lentement ses esprits, je commençais à la ramener au contact de la terre, détendant progressivement les cordes du portique, par le torse d'abord, lui permettant de reposer sa tête sur un oreiller, les jambes toujours en suspension. Puis, je délogeai le godemichet, étalai sa mouille et mon sperme sur mes doigts avant de lui faire goûter. Elle avait déjà les yeux clos, la bouche grande ouverte, la respiration lente et apaisée. Dénouant ses jambes, je lui prodiguais encore quelques fessées-caresses à main nue, passant très lentement la corde au contact de sa vulve, provoquant ainsi quelques soubresauts accompagnés de gémissements langoureux. Je la laissai ainsi, allongée sous le portique, dans sa niche, la laisse autour de son cou, assoupie, pendant que je passais en cuisine pour préparer le repas.

Après dîner, la fessée suspendue, l'endorphine faisait encore son effet. Nous migrâmes gentiment vers la chambre, emportant avec nous quelques accessoires pour la nuit : la cravache, la baguette, quelques cordes au cas où. Je l'y menais en la guidant avec la laisse, à quatre pattes, croupe avantageuse cambrée, fouettant un peu ses courbes. Je l'installais dans le lit, disposais nos accessoires à portée de main, laisse toujours attachée à son cou. A la lumière des bougies, au toucher, j'examinais les traces, autant des cordes que de sa fessée. Je planifiai les réveils sur mon téléphone : un toutes les heures, jusqu'à trois heures, puis un toutes les deux heures, jusqu'à neuf heures, puis à nouveau un par heure, jusqu'à midi, heure fatidique de son départ.

Après l'encas de 3h du matin, nous renouvelâmes la punition et la fessée, sur le lit, avec les cordes, la cravache, mes mains, mon sexe, la laisse, sauvagement, jusqu'à épuisement. Nous n'entendîmes ni le réveil de 5h ni celui de 7h, mais à 6h, je fus réveillé par ses gémissements et ses griffes sur mon ventre. Elle rêvait et je ne résistais pas longtemps à l'envie de la réveiller en la prenant, sur le ventre, cravache en main, avant de nous écrouler de nouveau, comme si nous avions rêvé, bien que les traces de la corde sur son cou, que je caressais de temps à autre, me ramènent à cette réalité.

A midi, l'envie restait aussi puissante que la veille et le manque pointait, alors que je venais tout juste de la prendre, sur le ventre encore, les mains attachées au-dessus de la tête au moyen de la laisse. Quand elle revint de la douche, en sous-vêtements, je distinguais clairement mes morsures sensibles dans son dos, entre les omoplates et sur ses épaules, mais toutes les traces de cordes et de fessées avaient déjà disparu. Face au grand miroir, ma Novice fit le même constat, à regret. Nous n'avons, ni l'un ni l'autre, pu résister à la tentation. Une heure durant, elle eut droit à une magistrale fessée, à la hauteur de notre frustration d'anticipation de l'attente de notre prochaine séance hebdomadaire, mes mains faisant bien plus que picoter, dès le départ, elle accroupie, la tête entre ses bras repliés, assise sur ses talons, genoux écartés, la dentelle de son tanga frottant contre ma verge, qui la labourait sans ménagement, malgré nos irritations de la nuit. Plus je voyais se dessiner l'empreinte précise de mes doigts sur ses fessiers, plus je redoublais d'intensité, et plus sa croupe venait s'empaler sur mon pieu rougi et luisant.

Quand, finalement, elle enfila son pantalon, dans mon entrée, je peaufinais à la baguette, fermement, sur les deux fesses et les cuisses, tandis qu'elle se chaussait prestement. Elle prit congé avec une bonne heure de retard et revint deux jours après, pour une nouvelle fessée suspendue, incapables que nous étions d'attendre une semaine pleine après une telle séance.

Leçon n°11 : sodomie

Sujet fort délicat, qui me semblait avoir sa place dans « La bonne éducation », même si, comme pour tout tabou, il peut se révéler infranchissable. Je rappelle qu'aucune pratique ne saurait justifier à elle seule de mettre un terme à ce type de relation.

La sodomie a, de tous temps, été sujette à controverses, à priori et jugements. En fonction des générations, des cultures, des religions, elle est considérée de manières très différentes, y compris par le corps médical. Dans certains pays, elle est courante et décomplexée, que ce soit entre hommes ou en rapports hétérosexuels. Elle est encore aujourd'hui considérée comme un moyen de contraception fiable dans certaines cultures, pour lesquelles la virginité avant le mariage est une obligation : un moyen d'entretenir une hypocrisie séculaire. Dans d'autres, elle est proscrite, parce que contre-nature et surtout exclut forcément, comme objet principal du coït, la procréation. En occident, elle aura longtemps revêtue une connotation homosexuelle, provocant aussi des questionnements sur le genre et l'orientation sexuelle. Très longtemps, comme pour d'autres pratiques sexuelles, la notion et l'explication du plaisir physique, qu'elle peut engendrer, ont été exclus du champs des études et des discours.

Et pourtant, il semblerait bien que le plaisir et l'orgasme prostatiques existent bel et bien. Pire ! D'après des études anatomiques récentes (et oui, au XXIème siècle, nous en sommes encore à découvrir des fondamentaux sur le corps, sa constitution et ses fonctions), les femmes seraient elles aussi pourvues d'une sorte de mini-prostate, ce qui expliquerait qu'elles puissent, elles aussi, éprouver ce genre de plaisir par ces voix tout à fait pénétrables, moyennant un minimum de tact et de précautions.

Sans pour autant être gay ou même bisexuel, personnellement, j'estime que tout homme devrait, au moins une fois dans sa vie, faire l'expérience de la sodomie, pas forcément par une bonne grosse verge d'un de ses congénères, ni un gode-ceinture en plastique bas de gamme vendu sur internet, mais en s'offrant, aux doigts délicats, et en guidant dans son plaisir, sa partenaire. Pour être honnête, pendant longtemps, j'ai été comme beaucoup d'hommes, nourrissant ce tabou de la pénétration, y associant l'homosexualité masculine, et pas forcément conscient du besoin de préparation que demande le plus souvent cette pratique.

Un minimum de technique est donc nécessaire. Commençons par la toilette de la porte et de l'entrée, car, sauf exception, urgence irrépressible et conjointe, en fonction des natures, des habitudes et des anatomies, une préparation et donc, une certaine préméditation, sont souvent nécessaires, pour une bonne pratique sans encombre ni mauvaise surprise. Au préalable, il sera donc recommandé d'être passé à la selle et d'avoir pratiqué une toilette intime plus ou moins poussée. De ce point de vue, diverses méthodes improvisées, ou au contraire méthodiques, seront employées. A un extrême, le lavement avec l'outillage idoine, que l'on se sera procuré en pharmacie, à l'eau tiède, suivi d'une douche. A l'arrache, sous la douche, avec le tuyau débarrassé de son pommeau. Plus doux, avec le jet. Dans certains cas plutôt rares, d'après mon expérience, cette étape n'est pas nécessaire, à moins que l'on assume les désagréments potentiels de son oubli.

Ensuite, on croit entrer dans le vif du sujet, mais non ! Il faut encore se retenir : la préparation ne fait que commencer, à moins que... En règle générale, un beau petit cul, ça se mérite et ça se cajole ! Pour cela, la nature nous a pourvu de deux éléments essentiels : nos doigts et la salive, et chez les femmes, en plus, la cyprine. En effet, cette zone n'est pas naturellement lubrifiée. Or, pour toute introduction de ce genre d'artifice, c'est nécessaire. L'oublier pourrait couper court à toute velléité d'aller plus loin. Pour s'offrir, le petit cul doit s'ouvrir, être rassuré, appâté, amadoué et séduit, jusqu'à l'oubli. A ce stade, il convient de masser progressivement, comme un petit signal qui vient en marge d'un baiser poussé, d'un coït tendre ou enfiévré, tel un lotus ou même une levrette. S'il est coopératif, petit à petit, l'oeillet se laissera aller et s'épanouira jusqu'à éclore, les soupirs de la dame accompagnant la floraison avec bonheur. Une variante peut aussi consister à explorer la vulve de la partenaire et, après avoir préalablement copieusement humecté ses doigts dans le vagin en s'attardant sur le point G, partir dans une double exploration, anale et vaginale, simultanée, de l'index d'un côté et du majeur de l'autre.

A ce stade d'épanouissement, la peur inconsciente de la douleur peut être encore présente. Certains accessoires, conçus pour, auront la faculté d'amadouer la bête : des plugs anaux, rosebuds et godemichets adaptés. Même certains détournements peuvent convenir, sans oublier par contre que cette voie est un véritable aspirateur et qu'un point d'arrêt est indispensable, au risque sinon, de finir aux urgences pour extraction chirurgicale du dit objet, ce que je ne vous souhaite pas. Le rosebud présente l'avantage non négligeable de pouvoir se porter dans la durée, y compris en déambulant. Dois-je vraiment développer les jeux en question et les possibilités offertes par ce genre d'agréments, y compris au sein d'un coït épanoui et débridé ? Imaginez-donc messieurs, l'opportunité idéale de réaliser un fantasme dont vous parle madame depuis des mois ou des années et qui vous horrifiait à la simple idée de vos bourses s'entrechoquant avec celles d'un autre. Plus de boules, plus d'intrus, et madame vous en sera éternellement reconnaissante !

La bête apprivoisée et appâtée, la voie est potentiellement libre et offerte. Pas de règle intangible, si ce n'est que la rose peut encore se raidir. Souvent, je préfère que la douce prenne mon sexe en main et le guide elle-même, manifestation de son désir et de son approbation, y compris pour son inconscient. Potentiellement, toutes les positions conviennent, des plus confortables aux plus improvisées, au sol, en levrette, sur le ventre, en missionnaire amélioré, empalée. L'introduction devra être douce et progressive, en marquant une pause au moindre signal de la chienne, sans se retirer, à moins qu'elle le demande, pour ensuite aller et venir avec ampleur, profondeur, en accélérant le rythme au gré de la bestialité réveillée.

Enfin, l'expérience m'a appris qu'à cet endroit, contrairement à l'autre côté, on ne reste pas après s'être déversé. On se retire délicatement, tout doucement, après avoir un peu débandé (si possible) et l'on marque, par ses gestes, le cadeau que l'on vient de recevoir, car c'est un don, un abandon, que l'on n'offre pas au premier venu, et une véritable marque de confiance.

En conclusion, Messieurs, montrez à votre partenaire que vous n'êtes pas des bourrins ! Pensez à une rose toute fraîche qui s'ouvre à la rosée et non au tunnel du Mont-Blanc en période de Noël ! Et si cela ne fonctionne pas la première fois, pas de drame : vous serez libres de recommencer plus tard ou une prochaine fois, si l'envie revient et la peur s'estompe. Un beau petit cul, c'est capricieux et ne s'ouvre pas systématiquement, surtout si votre piston est très épais ! Par contre, si cela se fait, un tel lâcher-prise peut vous mener très haut, ensemble.

*

* *

Le dépucelage anal de Nelly

Avec Nelly, lors de nos rencontres, nos gestes et nos soupirs révélaient bien plus que nous échanges écrits ou verbaux, qui les précédaient durant de longues semaines imposées par notre éloignement et nos emplois du temps chargés. Très rapidement, j'avais été frappé par une contradiction évidente entre ses paroles et les caresses intimes poussées, dont elle aimait que je la gratifie lors de nos baisers ou même de nos rapports. Elle avait beau dire qu'elle n'était pas prête pour l'anal, il était déjà flagrant qu'elle adorait que je titille sa rose d'un doigt ou deux, que cela la transportait bruyamment, ce qui avait le don de m'exciter encore plus fort et de me faire fantasmer. Ainsi, je m'étais juré qu'un jour, ou une nuit, je lui ferais ce cadeau de sa toute première vraie sodomie, en toute conscience. Cela faisait deux mois qu'elle était dans le dénie, me soutenant sans que je lui demande la même chose, alors qu'elle réagissait de plus en plus bestialement et de façon aussi soudaine que violente, à la stimulation de cette zone.

A l'hôtel où nous étions maintenant considérés comme des clients réguliers et fidèles, le réceptionniste nous avait fait une belle fleur, attendri qu'il était de notre histoire clandestine, qui semblait durer et s'intensifier à chaque nouveau rendez-vous. Plus tard, sa femme me confiera qu'ils s'étaient connus de cette manière et qu'ils avaient beaucoup de tendresse pour nous. Nous eûmes droit à notre toute première chambre, notre préférée, celle avec une entrée très sombre, comme un boudoir, garnie d'une tapisserie de fins bambous contre lesquels nous avions eu nos premiers attouchements très poussés, et notre premier vrai rapport, fiévreux, urgent, animal, alors qu'elle portait un jean et une ceinture qui ne firent pas long feu. Déjà, dans cette entrée, mon index s'était égaré du lobe de sa fesse à sa rondelle, puis allant et venant entre ses lèvres et sa rose, l'avait fait monter, puis gémir, dans un baiser langoureux. Depuis, même dans la rue, lors de nos baisers, alors que je glissais ma main sous son manteau, sous son pantalon ou sa jupe, mon index retrouvait rapidement cette caresse qui la faisait partir avec moi, étouffer son gémissement et s'étrangler.

Sur le lit de la chambre 31, je l'attendais, suivant son approche par texto. La chaleur de nos échanges révélait notre impatience presque insupportable, plus elle se rapprochait de l'hôtel, puis de la chambre, chargée de son lourd sac à l'épaule, dont je ne connaissais que très partiellement le contenu. Tout ce que je savais, c'était qu'elle portait une robe empruntée à une amie, la taille serrée par une ceinture noire qu'elle avait nouée dans le dos, la gorge presque nue sous son écharpe, pour moi, juste garnie d'un petit ruban de satin noir serré autour du cou, orné d'un petit anneau, celui que je lui avais offert à mon séjour précédent, sa chevelure d'or entièrement libre. J'imaginais des bas noirs, qu'elle portait fort bien, une culotte de soie blanche à pois noirs, assez échancrée, probablement des bottines à lacets qu'elle avait acquis récemment et dont elle m'avait parlé. Cette chambre était bien exposée pour cette lumière de presque midi et l'attente devenait insupportable. Je fumais cigarette sur cigarette en la guettant par la fenêtre, sachant très bien qu'elle emprunterait l'autre trottoir pour que je ne puisse la surprendre. Elle me faisait le coup à chaque fois, juste pour m'énerver. Ça l'amusait beaucoup.

Trois coups à la porte, alors qu'elle venait juste de m'envoyer un texto où elle m'annonçait qu'elle était tombée sur une amie à deux pas de l'hôtel. J'écrasai ma cigarette précipitamment, fermai la fenêtre et me précipitai pour lui ouvrir en oubliant d'allumer la petite veilleuse de l'entrée. En peignoir blanc, j'avais la chair de poule et elle prit mes grelottements pour de l'émotion. Je la voyais à peine, en ombre chinoise, mal éclairée par la lumière tamisée du long couloir menant aux chambres de l'étage. Son sac fit un bruit sourd sur la moquette, suivi par son manteau à large col. Sans réfléchir, je m'acharnais sur sa longue écharpe et m'en servis pour lui attacher les mains dans le dos, comme pour la punir de son effronterie. Ça aussi elle adorait, quand je l'attachais et devenais bestial, même si elle me chuchotait des « Non... » à l'oreille qui viraient aux gémissements, puis aux « Oui !!! ». Là, sans ses mains, elle ne pouvait plus retenir mes élans. Elle avait juste eu le temps de dénouer la ceinture de mon peignoir et de mesurer mon ardeur entre ses doigts glacés. Sous sa robe, elle était nue. Plus tard, elle m'avouera qu'elle s'était changée dans le couloir, dans la pénombre, juste derrière notre porte, au risque d'être surprise par la femme de chambre qui s'affairait bruyamment juste en dessous. Cela l'avait encore plus excitée et, quand elle se présenta à moi, non seulement ses pointes étaient dressées comme des couteaux à marée basse, mais sa vulve était délicieusement humide. Elle avait anticipé notre sauvagerie et s'était défaite de ses bas qu'elle avait cependant conservé dans la paume de sa main, comme pour me suggérer de m'en servir autrement. L'un lui banda les yeux. L'autre la bâillonna grossièrement. Immédiatement après, sa respiration se fit haletante, ses mots inintelligibles, à peine des « Oui !!! » et des « Non... » dont je ne devais pas tenir compte, ou si peu.

C'était ce qu'elle voulait pour notre entrée, que nous lâchions nos bêtes, qu'elles se jettent l'une sur l'autre et se dévorent, en tentant l'un et l'autre vainement de conserver une part d'humanité. Je dégageai largement son décolleté, la retournai, la plaquai face au mur contre le radiateur hors d'âge en pinçant ses tétons sans ménagement. Sans ordre, elle écarta les jambes et remonta sa robe sur ses reins. Contre mon sexe, je pouvais sentir la peau nue et fraîche de ses fesses, sur mes doigts, sa cyprine à l'orée de son antre encore timide, sa cambrure comme une invitation à la forcer, comme à chaque fois, pour la première pénétration. « Mon lion !!! » acheva de faire tomber toute retenue en moi.

J'introduisis mon gland, juste mon gland épais et décalotté, tentant encore un peu de retenue. Je lui mis mon pouce dans la bouche qu'elle happa sauvagement. De l'autre main, je caressai ses reins, ses courbes, ses lobes, sa raie. Je salivais tellement que ma bave s'y échoua comme un signe. Quand j'étalais mon fluide, elle cambra encore plus et s'ouvrit à mon index. Ma lionne devint furie, ses fessiers rebondis allant à la rencontre de mon doigt, sa chatte trempée s'empalant franchement sur mon pieu. Elle était enfin prête. J'attendis une demi-seconde l'habituel « Je ne suis pas prête pour la sodomie. » et il ne vint pas. Une phalange, puis deux, puis mon majeur en renfort, abondamment humecté de salive. Je libérai ses poignets. Ses mains se plaquèrent naturellement sur le mur et scandèrent nos va-et-vient comme un esprit frappeur.

Quand j'extrais mon sexe de son antre ruisselante, un filet de cyprine coula le long de sa cuisse. Sa langue dansait le tango avec mon pouce, sans s'arrêter quand je sortis mes doigts de sa rose épanouie. Je présentai mon gland trempé et épais. Je sentis ses dents, mais aucun cri, aucun « Non » ne sortit de sa bouche. Au contraire, elle frappa le mur des deux paumes, quand j'introduisis mes doigts dans sa chatte et trouvai son point G, que je stimulai en un massage ferme et impérieux. Elle cambra plus fort et donna un coup de reins vers ma queue. Je la sentis s'écarter autour de mon sexe, me retins d'entrer comme un sauvage, sans frapper. Lentement, frappant le mur, mordant mon pouce en salivant de plus bel, dégoulinant sur mes doigts en forme de crochets, elle empala son cul sur mon membre, tout mon membre. Elle ouvrit grand la bouche et inspira tout l'air qu'elle put trouver avant de s'exclamer : « Tu es épais mon lion ! ». Doucement, alors qu'elle mordait mon pouce plus fort, qu'elle dégoulinait sur la moquette épaisse, qu'elle cambrait et descendait sur ses genoux, mes hanches ondulèrent. L'emprise de son cul sur mon sexe était délicieuse, aussi ferme que son vagin, quand je devais le forcer à la première pénétration, pas plus. Le cul de ma lionne s'offrait enfin à moi, en toute confiance, en un abandon devenu total.

Elle frappa de nouveau le mur des deux mains. « Vas-y mon lion, lâche-toi dans mon cul de salope ! ». C'était le terme que j'employais parfois pour la désigner au plus fort de ma bestialité dans le coït et qui avait le don de la faire partir avec moi. Dans sa gorge étranglée, il eut le même effet sur moi. Tel un diesel, mes reins commencèrent à se mouvoir jusqu'au fond, puis à accélérer tout en maintenant la même amplitude. Puis, je libérai sa bouche et à chaque butée, la gratifiai d'une fessée bien sentie, claquante et résonnante dans le vestibule capitonné.

La ruade se transforma en rodéo pour cette cavalière confirmée devenue jument en furie. Tel le fauve dans le tableau de Géricault, je ne pus réfréner plus longtemps mon envie de planter mes crocs dans son épaule, pour mieux m'accrocher à ma proie. Elle se cabra, prit ma tête dans sa main, tira sur mes cheveux en bataille, hennit à chaque coup de boutoir encaissé, m'encourageant à me lâcher plus encore, jusqu'à la folie du voile noire. Quand je me déversai en elle, dans son cul délicieusement ravagé, elle me mordit l'index au sang, tournant la tête vers moi, le regard luisant et furieux de reconnaissance et d'émotion. J'eus toutes les peines du monde à ne pas rester figé ainsi, le coeur battant, en elle, mais j'y parvins. Elle m'entoura les épaules de ses bras. Je la portais jusqu'au lit où je la déposais tendrement. Nous nous endormîmes enlacés, encastrés, mon sexe dans sa main, mon nez perdu dans sa chevelure, la fenêtre entrouverte laissant filtrer quelques bruits

épars du dehors. J'entendis un murmure avant de sombrer totalement :
« Merci mon lion. ».

*

* *

La fontaine d'abondance d'Elodie

J'avais connu plusieurs femmes fontaines avant elle, mais Elodie avait vraiment une particularité bien à elle. Ce phénomène m'avait toujours fasciné et, quand j'avais la chance de tomber sur un spécimen du genre, je m'efforçais de pousser ma recherche et mon exploration dans le but de comprendre et de pouvoir reproduire à coup-sûr cette manifestation explosive et exubérante de l'orgasme, dans toute son intensité et son animalité brute. A ce stade, j'étais presque convaincu d'avoir trouvé et il me semblait m'améliorer dans mon doigté ciblé. Ce n'était pas statistiquement recevable, vu que mon échantillon d'étude était trop restreint, mais je m'enorgueillissais déjà, à défaut d'en avoir trouvé l'explication scientifique et décortiqué point par point les mécanismes anatomiques, d'avoir trouvé un protocole fiable et reproductible à un bon niveau de probabilité, permettant de provoquer le jaillissement et les contorsions qui l'accompagnent souvent, de manière maîtrisée, par moi !

En vue de mener cette étude avec méthode, j'avais passé une annonce ciblée sur un site de cul, qui m'avait apporté quelques déboires, mais aussi quelques spécimens très intéressants et représentatifs. Le souci principal était que j'étais aussi regardant sur la personne, son physique, mais aussi ce qu'elle avait dans la tête, cherchant sans me l'avouer une partenaire de plus long terme. C'est ainsi que je fis la rencontre d'Elodie, au débotté, juste après avoir rompu avec ma peintre dans le fracas théâtral de sa cuisine et des bris de vaisselle de porcelaine blanche. Je saturais et la proposition qu'elle m'envoya de boire un verre sans attendre, à deux pas de chez elle, à dix minutes à peine de chez mon ex, à une terrasse chauffée, malgré le froid glacial qui s'était abattu sur Paris, tomba à point nommé. Encore énervé par la dernière scène de l'anglaise, je m'y suis rendu d'un pas dynamique, clope au bec, gants de cuir noir au bout des doigts, les traits tirés, sans même une photo pour la reconnaître, juste un numéro de téléphone non validé, une vague description d'un physique quelconque et une assurance à laquelle je voulus croire : elle me reconnaitrait.

En fait, c'est moi qui l'ai reconnue, cette fille plutôt petite, toute en noir, raide comme un piquet à m'attendre à côté du feu rouge, alors que c'était aux piétons de traverser. Il n'y avait qu'elle sur ce trottoir luisant de givre, battant du talon sur le pavé, soufflant dans ses mains à travers ses mitaines de laine. Difficile d'imaginer son corps sous ce manteau long et sa lourde écharpe. Malgré le sourire qu'elle esquissa en me voyant de l'autre côté de la chaussée, je me dis tout de suite que ce n'était pas une marrante, ambiance néo-gothique baudelairienne teintée de mangas. Le genre de femme qui voudrait rester une gamine éternellement et qui pose un rempart de dentelle entre son corps et celui des autres. Honnêtement, en la voyant de loin, j'avais du mal à m'imaginer que cette jeune femme puisse être capable d'un tel lâcher-prise et d'un tel jaillissement, mais vu que j'étais rendu, je traversais le boulevard à sa rencontre.

Contrairement à mon a priori, l'accueil fut jovial, chaleureux et même sympathique. Du coup, je me laissais volontiers guider dans la rue Saint-Denis, à mi-hauteur, au bord d'une terrasse mal protégée et symboliquement chauffée, mais qui avait l'avantage d'être espacée et pas trop bruyante. Elle fut à la bière et moi au champagne pas assez frais, à la roulée et moi à la cigarette anglaise. Elle prit mes mains pour que je l'allume avec mon Zippo et les siennes étaient douces, aussi chaleureuses que sa voix et ses regards, qui trahissaient que c'était gagné. Nous ne parlâmes pas de mon étude et de mes travaux pratiques, de mes découvertes récentes et du but affiché de notre entretien. Elle m'entraina nonchalamment vers la musique, le cinéma, la littérature et l'écriture. Le vent glacial aidant, nous nous rapprochions, respirant nos buées, l'air de rien, nous souriant bêtement, puis nous reprenant pour nous effleurer du bout des doigts, distraitement, mais en assumant par un petit sourire, quand nos regards se croisaient pour acquiescement et confirmation.

Néanmoins, nous ne fûmes pas pressés de passer à l'acte ce soir-là et nous fîmes la fermeture du bar, légèrement bourrés et gais. En gentleman, je la raccompagnais jusqu'en bas de chez elle. Devant son porche, elle s'excusa de ne pas me faire monter, mais elle était en collocation et c'était un peu tendu en ce moment. En guise de réponse, je l'embrassais et elle fondit dans mes bras, goûtant à merveille toute ma bouche, avalant ma salive comme un arbre se nourrit de sa sève, collant son ventre contre le mien, nos manteaux déboutonnés pour mieux nous sentir. Ce baiser fut prometteur, surprenant, volcanique. A tel point que les rares passants un peu éméchés nous regardaient, nous charriaient, nous enviaient et que l'un d'eux, un peu plus distrait que les autres, se prit le poteau d'interdiction de stationner juste devant nous. Le bruit sourd du choc, puis de sa lourde chute sur le granit, marqua la fin de notre premier long baiser, qui se clôtura par un grand éclat de rire de la victime qui nous surprit tous deux et fut communicatif. Rendez-vous fut prit pour le lendemain soir, chez moi, afin d'approfondir plus concrètement cette première prise de contact très prometteuse. Je rentrais me coucher seul, songeur.

Durant la journée, nous échangeâmes par texto et par mail. Notre envie de prolonger l'échange de la veille, ainsi que le jeu de séduction, étaient partagés. La concentration sur nos occupations respectives se faisait de plus en plus compliquée, au fur et à mesure que la journée avançait. La teneur de notre conversation déviait de plus en plus ouvertement vers notre désir de nous toucher, et bien plus, à la lumière des bougies, au son de la musique des années 80. Le soir, le dîner fut frugal, expédié entre deux coupes de champagne et de multiples baisers de plus en plus poussés et dénudés. A moitié nue, accroupie contre ma table basse, la gothique avait la peau blanche et le poil très noir, la vulve généreuse et tropicale, la souplesse de la houle à la veille d'une pleine lune. Quand les bougies chauffe-plat finirent par clamser, nous choisîmes le confort douillet de ma chambre et de mon lit japonais arrangé, qu'elle avait reluqué d'un oeil très intéressé, lors de la visite du propriétaire. A la seconde bouteille de champagne, elle me suça jusqu'au bout, me gardant en gorge profonde. Certainement l'une des meilleures pratiquantes de cette technique que j'aie jamais connues jusqu'ici. A sa manière d'avaler, de cajoler et de dévorer, je pouvais sentir et palper qu'elle adorait ça, que ça la faisait sortir de ses gonds, la rendait presque folle et la libérait autant que moi. Elle bavait autant sur ma queue, qu'elle dégoulinait sur mes doigts qui la fouillaient et s'acclimataient avec son vagin, ses zones érogènes intérieures, son clitoris très épanoui et sa rondelle extrêmement réceptive. Cependant, j'avais beau faire, m'appliquer à stimuler les mêmes zones, avec les mêmes massages circulaires et profonds que ce que je pratiquais avec succès sur ma peintre, le jaillissement tant convoité ne venait pas.

Je commençais à douter de ma science, alors qu'elle m'avait déjà fait gicler deux fois dans sa gorge et ne semblait pas rassasiée pour autant, quand elle s'empala sur moi, m'engloutissant dans son vagin de tout mon long, ondulant des hanches, se laissant pincer exagérément les seins, fesser, mordre. Mais rien n'y faisait. Je la sentais tout prêt de jaillir pourtant, de par son afflux continu de cyprine, ses contractions rapprochées, mais rien. J'étais à deux doigts d'abandonner en me déversant en elle et de perdre la face, quand elle prit de nouveau l'initiative, amusée de mon acharnement et de ma vantardise de la veille. Elle s'arcbouta en arrière, le visage éclairé par la lumière dansante de la bougie parfumée, me regarda avec un sourire malicieux et me fit sortir d'elle, maintenant mon érection en me masturbant vigoureusement, humectant consciencieusement sa rose devant moi, puis la doigtant d'un phalange exercée, avant d'y inviter mon gland, puis, tout mon sexe luisant de sa cyprine. Le jaillissement ne fut pas long à venir, puissant, éclaboussant, comme un embrun à force 7, porté par la houle et les bourrasques brutales. Je giclai dans son cul. Elle gicla sur mon thorax et mes oreillers en symbiose.

La mélodie de Cure n'avait plus cours et se perdait au lointain de nos mugissements, à tel point qu'Elodie s'est lâchée sur moi. Mes draps s'en souviennent encore. Je vous passe les détails sordides de la prise de conscience abrupte, quand elle nous interrompit d'un « Il y a un problème... », avant de bondir vers la salle de bains. Dès le lendemain, j'exigeais d'Elodie qu'elle fasse l'acquisition d'un kit de lavement à la pharmacie, avant notre prochaine rencontre intime, ce qu'elle fit de mauvaise grâce. Les fois suivantes, malgré les lavements préliminaires, le lâcher-prise ne fut jamais aussi libre. Nous nous revîmes encore cinq ou six fois, mais la magie était perdue et mes certitudes avec. C'est ainsi que je mis un terme à mon étude sur les femmes fontaines.

*

* *

Les caprices du cul de ma chienne

Ma Novice avait le cul capricieux. Il se comportait comme une entité à part entière, avec ses lubies, son indiscipline malgré les corrections et rappels à l'ordre. Je ne pense pas trop me tromper en disant que j'étais son premier partenaire pour qui cette pratique n'était pas négativement connotée. Du coup, elle ne culpabilisait pas d'en avoir très envie et de beaucoup aimer cela. De plus, après l'épisode d'Elodie, je m'étais montré très réservé sur la chose, y allant avec tact et prudence redoublée, dans la crainte d'un abandon trop généreux. Avec ma novice, nul besoin de tous ces préparatifs fastidieux et contraignants, nul besoin de préméditation. Je ne sais pas comment elle faisait, mais elle avait toujours le cul propre comme un sou neuf et c'était d'autant plus tentant.

Néanmoins, il était capricieux et son désir, aussi fort et impérieux soit-il, n'y faisait rien, ce qui pouvait nous engendrer de grosses frustrations, tout en nous amusant. Il fait dire que ma chienne avait le don de me rendre très épais, même pour son vagin, surtout lors de nos réveils impromptus de milieu de nuit. Cependant, en cas d'échec, cela ne faisait pas un drame : nous nous voyions chaque semaine durant au moins vingt heures de sexe, punition, dressage, fessées et cordes, ne nous autorisant que le minimum nécessaire de sommeil pour laisser reposer nos muqueuses et récupérer physiquement. Et nous le savions : ma Novice devenait rapidement très chienne quand son cul s'ouvrait et toute retenue de ma part n'était plus de mise quand elle me réclamait en s'égosillant « Plus fort, Maître ! », alors que j'y allais déjà bien plus fort qu'avec la plupart de ses prédécesseurs. Contrairement aux autres, une fois que nous étions partis et lâchions nos bêtes, même dans cette zone, c'était à fond, sans qu'elle pose sa main sur ma hanche pour retenir mon amplitude ou la force de mes coups de boutée. Quand nous nous lâchions, nous aimions autant cela l'un que l'autre dans l'instant, mais après, il se passait un certain temps difficile à déterminer avant que son cul nous autorise à nouveau, sans doute un peu choqué, au sens propre comme au figuré.

Or, c'était comme une drogue avec elle et comme nous savions qu'il fallait profiter de la fenêtre tant qu'elle était ouverte, nous remettions cela autant que possible, ce qui ne devait rien arranger au traumatisme inconscient de son cul malmené. Malheureusement, il n'existe pas de psychanalystes pour les culs, à ma connaissance. C'était irrationnel et très frustrant par la suite quand il se pinçait dès la première tentative, alors que nous en avions très envie et que la semaine précédente, il s'était montré particulièrement gourmand et coopératif.

Cela faisait des semaines que nous cherchions le moyen de l'amadouer, de mieux le préparer, des jours avant notre nuit endiablée. Ma novice pratiquait avec assiduité les exercices de Kegel avec les feutres et dès que cela s'avérait possible, elle y ajoutait le large marqueur noir dans son cul, à quatre pattes, après l'avoir copieusement badigeonné de sa cyprine. La plupart du temps, cela semblait très bien fonctionner, la faisant même monter jusqu'à 9.5 voire même 9.6, très frustrant pour moi vu qu'elle se passait de mon membre et pourtant très excitant, laissant présager des orgasmes d'encore meilleures qualités pour notre prochaine rencontre. Cependant, j'en étais de plus en plus convaincu, il fallait distraire son cul de sa peur, faire en sorte que le désir passe du conscient à l'inconscient et devienne si prégnant qu'aucune place ne resterait disponible pour l'angoisse de la douleur et surtout de notre bestialité débridée.

C'est ainsi que je conçus un scénario sur mesure, autour d'un fantasme que nous nourrissions de séance en séance : la sodomie dans les cordes, suspendues, jumelée avec la fessée à la cravache qui pouvait la rendre aussi folle que moi dans l'étreinte. D'habitude, dans les cordes, quand la suspension ou la semi-suspension étaient impliquées, je concevais des enchaînements, jouant sur l'évolution du motif, les points de suspension et de tension, les hauteurs et les attouchements. Au vu de la concentration nécessaire, mais si j'usais et abusais volontiers d'accessoires divers et variés, d'attouchements très poussés et de flagellation, il était rare que ma bandaison justifie une pénétration, même partielle. Au sol, par contre, les contraintes de sécurité étant moins importantes, je me laissais plus aller et l'emprise des cordes nous excitait beaucoup dans le coït, d'autant plus que nous en recherchions les marques. A contrario, en suspension, même après, ma chienne se retrouvait dans un tel état de plénitude, qu'il était rare que ma bête se laisse aller à perturber une telle quiétude. Je comptais aussi sur les craquements du portique en bambou pour distraire son inconscient durant la scénographie.

Je commençais donc par la conception du motif, dans un souci de portance, d'un minimum de confort et d'esthétisme, en prenant en compte son appréhension pour le harnais de thorax emprisonnant ses bras, qui avait tendance à l'angoisser dans la perspective de la suspension, bien qu'elle la souhaite ardemment, et en laissant libres d'accès tous ses orifices, quelle que soit la posture adoptée sur l'instant. Dans une relation de domination, les cordes, surtout si elles impliquent de la suspension, même partielle, nécessitent un subtil équilibre qui doit être pensé à l'avance, révisé sur le moment, conçu en fonction de la personne, de sa morphologie, de son état d'esprit, induisant non seulement la recherche esthétique et sensuelle, mais une gestuelle, un toucher et un rythme adaptés à la situation et son évolution. De part la contrainte qu'elles induisent, l'abandon est très concret et il doit être accompagné, dans une écoute constante et un dialogue de tous les sens. En suspension, il y a une forme de don de l'apesanteur, même s'il reste fictif et éphémère. Dans l'après, les traces, plus ou moins durables, plus ou moins prononcées et vives en fonction de la pression exercée et de leur durée, sont un délicieux prolongement du souvenir. Les cordes sont un rapport intime qui offre une ouverture au voyage autour des limites, car on ne joue pas impunément avec le corps et ses capacités : la sécurité doit rester bien présente, si l'on veut éviter les accidents ou même les drames parfois, même s'ils restent exceptionnels.

C'est donc dans cet état d'esprit que nous abordâmes notre séance, dont nous parlions depuis déjà des jours. J'avais finalement opté pour un harnais d'abdomen, vers lequel je m'orientais rarement, car je le considérais comme trop confortable et pas assez contraignant, vu qu'il laissait les bras entièrement libres. Mais là, je conservais l'option du bambou d'un mètre, pour, dans un second temps, entraver ses avant-bras et m'en servir de prise dans l'étreinte. Il aurait aussi la propriété d'atténuer la tension sur son dos en répartissant la charge sur ses épaules lors de la suspension.

Dès son entrée, elle eut droit au contrôle : pas de culotte, chatte trempée. Elle aimait le goût de sa mouille sur mes doigts. A peine abreuvée, d'eau, assise, je lui passais sa laisse en corde et lui faisais reprendre sa leçon de gorge profonde là où nous en étions à notre dernière séance. Ensuite, je l'emmenai directement au salon où les cordes et les accessoires l'attendaient sous le portique.

Ma novice était aussi affamée que moi ce jour-là. A chaque coup de cravache plus cinglant et sifflant que le précédent, son cul se relevait pour anticiper le coup. Elle cambrait comme jamais et sa peau se zébrait délicieusement. Je l'avais installée sur le ventre, dans le salon, sous le portique de bambou, entourée des cordes de son supplice tout proche, bien rangées et alignées devant elle. Ma chienne était à point en ce début de punition. Pour une fois, elle avait accepté et même réclamé le mors, qu'elle supporta fort bien et qui la fit baver autant qu'elle mouillait. « Si son cul s'ouvre aussi bien que sa chatte, c'est gagné d'avance. », avais-je eu l'audace de me dire à son premier orgasme vaginal, juste avec deux doigts. J'humectais délicatement la rose avec mon majeur et entamais un massage d'une phalange, tout en continuant à caresser sa cerise de l'index. Le ruisseau ne tarissait pas de langoureuses complaintes. Il était temps d'attacher.

Le fer à cheval, à pleine charge, me faisait de l'oeil depuis cinq bonnes minutes, au moins. Il trouva sa place contre le point G et le clitoris bien épanoui de ma chienne, qui commençait à souiller la serviette éponge que j'avais installée à cet effet : l'objectif était qu'à la fin de la séance, elle soit à tordre de ses jets. Restait à garnir modestement ce cul, afin de lui interdire toute tentation de fermeture. De ma poche de peignoir, je sortis le Rosebud et l'introduisis avec une facilité déconcertante. Il savait si bien se faire oublier dans l'action. Mes deux mains libres, j'ouvris et jetai bruyamment au loin mon peignoir. Ma chienne savait que c'était le signal : les choses sérieuses étaient toutes proches et je sentais ses frissons au bout de mes ongles, fraîchement coupés, sur son dos à fleur de peau.

Elle croisa ses poignets au dessus de ses reins, tandis que j'arrangeais ses cheveux en une queue de cheval très près de sa nuque. Je nouai ses mains en deux tours, les relevai en tirant lentement sur la corde de jute, tendis sur sa laisse pour lui faire redresser la tête, et passai un premier tour au dessus de sa poitrine, que je torturai au passage en pinçant les tétons furtivement. Dans le dos, je croisais, puis repassai, puis deux tours sous les seins en prenant bien les bras et fixai le reliquat en une poignée le long de la colonne vertébrale. Les vibrations lancinantes du fer à cheval berçaient notre rituel de cordes et se communiquaient à travers la paroi au Rosebud. Je fixai une première corde de tension sur le harnais, la montai jusqu'à l'anneau nous surplombant et tirai progressivement, de vingt puis trente centimètres. Le soupir qu'elle poussa m'encouragea à augmenter la vitesse du fer à cheval et à nouer séparément les chevilles de ma chienne, que je ramenais à l'anneau : la suspension était complète.

Sous le spot, le Rosebud brillait de mille feux. Sur l'étagère, tout juste sorti du frigo, son godemichet en verre fétiche attendait sagement de se réchauffer en elle. Les vibrations du fer à cheval commençaient à faiblir doucement, tout doucement, et la tâche brune sur la serviette éponge s'étendait. Le violoncelle qui nous accompagnait s'intensifiait. Je me glissais sous ma chienne et, à hauteur de sa vulve, le godemichet en main, lui léchais doucement les lèvres, titillant du bout de l'index le bijou, qui fut remplacé par l'instrument encore glacé, enduit de sa généreuse cyprine.

Les trois ondulations furent englouties jusqu'à la boule de blocage ,qui scintilla à son tour. Je réorientais le spot sur son cul à la taille de guêpe. Sa rose me semblait à point et très coopérative pour une fois. Je ne pus retenir ma main et la fessée violente qui suivit, prenant un malin plaisir à claquer juste sur la boule de verre, faisant vibrer ma chienne par les deux trous, la faisant crier et me supplier de la prendre aussi fort que le violoncelle, qui résonnait dans nos entrailles. La faisant encore languir un peu, je frottais ma queue entre ses fesses , mordais son épaule au sang, et retirais, ondulation après ondulation, le godemichet, prévenant une rébellion d'une phalange de mon majeur. Une dernière supplique finit de me faire craquer. A genoux entre ses cuisses, mon gland prit subrepticement la place de mon majeur, son cul bien offert, mes mains claquant ses fesses et couvrant largement la musique. L'anneau au dessus de nous faisait balancier et son cul s'empala à merveille, jusqu'à nos éjaculations mutuelles, en cadence, elle sur la serviette et mes genoux, moi dans son cul.

Ma chienne fut délicieuse et sa rose exquise, la serviette imbibée de son jus, son cul empli de mon foutre. Le lendemain midi, nous renouvelâmes la punition et la sodomie suspendue avec succès, avant qu'elle prenne congé pour vaquer à ses occupations normales. Dans le métro, malgré sa culotte, elle mouilla à travers son pantalon, pour sa plus grande honte et mon plus grand plaisir. Cependant, à notre rencontre suivante, j'eus beau faire exactement pareil, à la minute près, à l'attouchement près, à la claque près, son cul resta fermé, alors que nous en avions tous deux très envie.

Leçon n°12 : Le Nirvana

Pour cette dernière leçon, nous allons aborder un aspect presque mystique d'un sommet, que ce genre de relation peut dévoiler. En effet, entre tantra et domination, contrairement aux idées reçues et aux apparences, beaucoup d'aspects se rapprochent et même se rejoignent. Ainsi, l'écoute, le dialogue, le rapport au temps très élastique, la confiance et l'absence de jugement, l'écoute et la stimulation de tous les sens, sont autant de points communs indispensables à une harmonie entre deux êtres, corps et âmes.

Pourquoi parler de mystique alors ? Parce que si cette porte s'ouvre à vous, vous serez face à tout un univers insoupçonné, ensemble, dans une communion qui dépasse l'entendement et votre seule bulle à deux. Vous franchirez alors d'un coup un palier immense, qui vous propulsera bien au-delà de ce qu'il est coutume de qualifier d'orgasme ou même de jouissance : tous vos sens seront en implosion, dans un état second, une conscience modifiée du tout, accompagnée de ce qui pourrait être des hallucinations, mais, fait très perturbant au début, en pleine conscience justement.

Ce genre d'état modifié de conscience, d'après ce que j'en sais, peut s'obtenir par d'autres voies, souvent plus violentes, telles que certains rituels chamaniques, accompagnés de substances à base de plantes, ou la méditation. Pour ma part, je préfère largement ce moyen plus doux, aléatoire et surtout en communion, à deux, permettant d'y parvenir par une sexualité épanouie et à l'équilibre quasi parfait.

Mais qu'est-ce que le Nirvana au juste ? D'un point de vue étymologique, c'est un terme issu du bouddhisme et avant de l'hindouisme qui signifie l'extinction, du feu des passions ou la libération dans le cycle des réincarnations. En d'autres termes, il est l'aboutissement ultime. On retrouve aussi ce concept en psychanalyse : la tendance au néant, qui est la soif de non-existence, selon Sigmund Freud.

Et le tantrisme dans tout ça ? Il est un moyen ancestral d'y parvenir, avec deux branches principales, le blanc et le rouge. Il se veut une voie de transformation de l'être humain, qui passe par le corps et les cinq sens, considérant que l'univers est régi par deux principes directeurs, symbolisés par le couple masculin et féminin. Le masculin est conscient et inactif. Le féminin est créateur d'énergie et actif. Le pratiquant est nommé tantrika et la pratique est une forme de yoga (kundalini yoga). La kundalini désigne l'énergie à la base de la colonne vertébrale. La montée de cette énergie peut se réaliser par des pratiques sexuelles ritualisées, faisant fi du bien et du mal, permettant d'atteindre la toute puissance et la délivrance, par une plongée dans le chaos et les forces obscures, ce que personnellement je qualifie de bestialité ou d'animalité. C'est en cela, dans ces pratiques sexuelles décomplexées et ritualisées, impliquant tous les sens que le corps nous offre, que l'on peut trouver un parallèle fort entre tantrisme et pratiques de domination/soumission, si l'harmonie et la découverte en sont les motivations principales.

Personnellement, je retrouve cette énergie dans la pratique des cordes intimes, issue d'une culture bouddhiste, détournement de rituels d'entrave, d'interrogatoire par la torture, puis de punition publique, dans des rapports d'abandon et de lâcher-prise. De même, l'usage d'accessoires tels que le martinet, la baguette, la ceinture ou la pratique de la fessée par exemple, contribuent à l'éveil des sens au sein de rituels permettant de changer d'état, dans une harmonie de corps et d'esprit. Ces actes, au delà de procurer des sensations, sont donc signifiants dans un rapport à l'autre, qu'il soit amoureux ou non.

Par contre, dans l'esprit, il y a le coeur. Ainsi, sans amour fort et partagé, j'estime, de par ma propre expérience, que l'atteinte du Nirvana n'est qu'illusion. Cela n'en retire en rien l'attrait et les apports de la pratique, mais la limite est posée. Je l'ai approché à plusieurs reprises, avec divers partenaires avec qui j'avais trouvé une véritable harmonie physique par l'intensité sexuelle de nos rapports, leur fréquence, l'épuisement qu'ils engendraient. A cette époque, je ne croyais pas à la réalité de ce Nirvana, le voyant comme un point ultime théorique, un idéal à atteindre, d'une démarche d'épanouissement de l'être dans son tout, avec l'autre et l'univers. Et puis un jour, un matin pour être précis, alors que le conscient était encore endormi, lors d'une étreinte, la porte du Nirvana s'est ouverte à nous, juste une fois, une seule fois, et a bouleversé à jamais ma conception cartésienne et anatomique du rapport sexuel.

*

* *

Un beau matin d'hiver

Trois mois que nous nous fréquentions, Nelly et moi, que nous passions nos nuits dans cet hôtel de charme au bord du fleuve et que nous nous découvrions mutuellement, nous imbriquions de plus en plus parfaitement, passé le temps toujours troublant des retrouvailles. En cette période, la ville et ses toits étaient recouverts d'un épais manteau neigeux, qui semblait tout absorber et adoucir, autant les angles que les bruits. Le soleil de février était franc et lumineux, les rues abandonnées par les passants. Nous avions la sensation que le monde nous appartenait, qu'il ne tournait que pour nous, notre idylle que nous ne voulions pas nommer, de peur que cela annonce notre perte.

Insidieusement, à chaque nouvelle rencontre, nous glissions lentement vers cette communion des corps et des âmes, sans nous en rendre compte. Dans les intervalles, nous avions besoin de nous écrire et de nous lire presque tous les jours, mais nous y mettions un point d'honneur : il n'était pas question d'amour et encore moins de passion entre nous ! C'était juste bon, et même de mieux en mieux. Cependant, alors que je traversais une période familiale très difficile, elle avait toujours été là pour un mot de réconfort et de soutien, me délivrant sans compter son empathie bienfaitrice. Nelly était bien là pour moi et elle était la seule, alors que ma compagne officielle, celle qui squattait mon appartement depuis des mois, m'avait abandonné, trouvant cette épreuve trop dure à vivre, même par procuration. Le plus fou, c'était que Nelly avait eu de la compassion pour nous, lors de cette rupture douloureuse, emprunte de trahison, et de révélations nauséabondes, qui s'échelonnaient dans le temps. D'un point de vue conscient, même si nos sentiments étaient certainement déjà installés, me savoir en couple l'avait rassurée, comme un garde-fou illusoire aux sentiments amoureux. Cependant, de son côté, elle avait abandonné sans le formuler clairement son amant régulier.

Lors de mes visites, nous ménagions des temps de sorties, même si c'était pour partager un café à une terrasse, une courte promenade dans un parc, ou nos déambulations dans une librairie. Nous rêvions de ballets et d'Opéra, de soirées à deux à la face du monde, comme un vrai couple heureux, affiché et assumé. Après l'amour, nous parlions longuement de nos centres d'intérêts communs, que ce soit la littérature ou la lingerie fine, avant de basculer à nouveau dans la passion de nos corps. Seul le terme « amour » nous était interdit, à cause des convenances et de la société dans laquelle nous évoluions, mais toutes ses manifestations étaient bien là, à chaque seconde, que nous soyons dans les bras l'un de l'autre ou à des centaines de kilomètres. De ce fait, toute projection vers l'avenir nous était interdite et cela participait grandement à notre appétit mutuel, notre culte de l'instant présent, pleinement conscients de notre chance et de l'aspect éphémère de notre relation, qui pourtant prenait de plus en plus de place en chacun de nous. Ainsi, autant notre dépendance mutuelle que notre fin future étaient pleinement assumées, dans la théorie abstraite du moins. Parfois, nous prenions conscience du danger et nous inquiétions de notre monogamie exclusive qui s'était installée de fait.

La soirée avait été fabuleuse, une de nos plus belles depuis que nous nous étions rencontrés. Une semaine après la Saint-Valentin des autres, nous nous étions offerts la nôtre, dans un très bon restaurant du terroir, à l'arrière-salle cosy et discrète, dans un quartier peu fréquenté par ses connaissances. Sur le chemin, à l'ombre des réverbères, elle avait pris le risque de me prendre le bras, comme une vraie femme, sexy, sensuelle, aimante et amoureuse. Nous nous étions faits beaux pour l'occasion et les quelques passants croisés nous le confirmaient par leurs regards envieux. Notre entrée dans le restaurant fut remarquée. Nous nous sentions beaux pour cette première vraie sortie en couple assumé, bravant les dictats et les a priori. Nelly resplendissait et m'avait ménagé des surprises vestimentaires, qu'elle me dévoila au fil du repas et des coupes de champagne, jusqu'à son dos nu, quand elle se leva de table pour s'éclipser quelques instants et qui n'échappa à personne dans la salle. Quand nous sommes rentrés, nous étions un peu éméchés et très amoureux. Son bas n'avait de cesse de descendre le long de sa cuisse et le geste qu'elle avait pour le remonter, à la fois un peu rageuse et gênée, était un ravissement pour mes yeux, au point qu'à quelques encablures de l'hôtel, nous nous sommes longuement embrassés sous une porte-cochère, sa jambe relevée, ma main soutenant et corrigeant ce bas récalcitrant si provocant, si charmeur et charmant, si doux entre sa peau et le dos de ma main.

Néanmoins, dans l'ascenseur, Nelly avait retrouvé ses esprits, pour quelques étages et moins d'une minute, craignant sans doute une caméra de surveillance, ce qui n'avait pas été le cas, dans l'après-midi, aux Galeries Lafayette où nous avions trainé au rayon Lingerie, à la recherche d'une belle parure pour la soirée. Celle-ci lui allait à merveille. Elle ne me la révéla qu'une fois rendus dans notre nid, la 31, celle de notre première fois. On aurait dit qu'ils avaient utilisé son corps pour en dessiner le patron et en choisir les motifs et la soie. Dès que mes mains s'y sont posées, nous partîmes pour notre premier envol de la nuit. Celle-ci fut à la fois longue en étreintes et très courte en sommeil. Quand l'un commençait à s'assoupir d'épuisement, c'était l'autre qui était en forme pour deux et ravivait la flamme en soufflant sur les braises. Cette nuit-là, elle ne tenta pas de compter. Nous eûmes des voisins de chambre très compréhensifs ou pas de voisins du tout, car particulièrement discrets ou attendris. Pour la toute première fois, Nelly avait pris l'appareil photo et m'avait offert son regard sur nous, sur moi, mes pieds qu'elle m'avoua trouver beaux, les ombres dansantes sur nos corps, à la faveur des bougies. A mon tour, je l'immortalisai avec ce négligé de soie prune qui lui allait à merveille, juste après le bain nocturne. Cependant, vers 3h30 du matin, d'un commun accord, nos corps repus et nos muqueuses irritées, nous décidâmes de nous accorder un répit jusqu'au réveil que nous réglâmes pour 7h, nous laissant encore le temps d'un réveil câlin avant le petit déjeuner et son départ.

Le lendemain matin, c'est Nelly qui m'a réveillé, bien avant mon téléphone. Comme le plus souvent, nous avions dormi enlacés, peau contre peau, jambes entremêlées. Quand je la sentis se mouvoir, je m'en souvenais bien. Je fus frappé de notre position : nous étions lovés exactement comme au coucher, comme si nous n'avions pas bougé d'un pouce durant nos quelques heures d'assoupissement. Nous avions prémédité de pouvoir faire l'amour. Il était presque 7h du matin. J'ouvris les yeux, je la regardais, elle me regardait. Tout contre sa peau, son ventre, ses lèvres. Lentement, mon corps s'éveilla contre le sien, mes mains, mes lèvres, ma langue sur ses seins, qui réagissaient à chaque effleurement. Je me plaçai sur elle. Elle m'ouvrit ses jambes sans la moindre résistance, m'entoura les reins, apposa ses mains sur mes épaules et mon dos. Que j'aimais lui faire l'amour au réveil ! C'était divin. Nous avons joui d'un premier orgasme à l'unisson.

Je m'affalai sur le côté, la tête explosée, les yeux rivés au plafond, la respiration suffocante. Elle me calma, blottie contre moi, caressante, aussi bien avec ses mains que sa voix et ses mots. Que j'aimais me laisser aller avec elle. La lumière pénétrait la chambre et l'éclairait, elle, aux cheveux flamboyants, au regard envoutant. Je fermai les yeux. Je ne savais plus vraiment où j'étais, si ce n'était avec elle, allongé sur le dos. Sa voix me berçait, ses baisers parcourant mon cou et mes pectoraux. Ma nuque se tendait, mes gémissements accompagnaient son exploration. Je ne sais plus si je me suis remis à rêver. Ses lèvres, sa langue sur tout mon corps, tout mon corps. J'étais presque certain de m'être rendormi, quand je sentis ses lèvres sur mon gland. Je savais que c'était impossible. Et pourtant mon ressenti était si fort, si réel. Je lui avais demandé de descendre dans l'idée qu'elle embrasse mon ventre, mes cuisses, mais je n'aurais jamais imaginé ce que je venais de sentir.

Elle était superbe de douceur et de tendresse. Ma peau en alerte, je ne retins aucun de mes gémissements et de mes encouragements.

Elle me transporta aux portes d'un monde jusqu'alors inconnu. Je me laissais totalement aller. A mon tour d'être à elle, d'être sien. Elle me chevaucha et s'empala lentement sur mon sexe raide et épais pour elle. Mes mains sur sa taille. Cette lumière sur ses joues, ses seins, sa crinière de lionne. Elle était superbe. Je me relevai, plaquant mon torse contre sa poitrine, en lotus. Elle me repoussa et me renversa en arrière avec vigueur, me signifiant sans conteste possible qu'elle avait pris le contrôle. J'étais à elle. Nelly me donnait tant. Ses cuisses autour de mon bassin, mes mains incrustées en elles. Quand j'ouvrais les yeux, elle me regardait avec bienveillance, ondulant sur moi. Je la sentais si bien autour de mon vît. Cette union était si parfaite. Son rythme. Nelly m'emmena et ouvrit la porte de ce monde infini, le Nirvana. Personne ne l'avait ouverte pour moi avant elle. Comment faisait-elle cela ? Je ne voulais pas que cela s'arrête. Elle me fit passer au stade où je n'éjaculais plus, où la petite mort n'avait plus lieu d'être. Elle m'emmena dans un envol à la découverte de notre nouveau monde. C'était unique. J'aurais voulu que tout se fige, aussi bien le temps que la terre de tourner. Nous touchâmes à la pure perfection. Ce fut magnifique, exaltant, nouveau et intense, inédit. Comment faisait-elle cela ? Cette union harmonique de tous nos sens, cette connexion parfaite de nos âmes, nos regards, cette sensation d'universalité accompagnée de cette intensité divine. Et cette pensée me vint à l'esprit, en pleine explosion, troublante, déstabilisante, cartésienne : « Ce n'est pas humain. C'est divin ! Les humains ne devraient pas y avoir accès ! ». A ce moment précis, je voyais une grande étendue vallonnée, un ciel azur inondé de lumière, un paysage vierge à perte de vue. Il n'existe pas de terme pour qualifier ce qui suivit, l'orgasme étant bien en dessous de ce que nous partageâmes en cet instant, bien trop réducteur et restrictif pour décrire cette impression de totale harmonie, qui nous dépassait largement.

Je n'ai même pas eu peur en reprenant mes esprits, en commandant notre petit déjeuner pour 8h. Nelly dans la salle de bain, mon corps toujours au Nirvana, mon esprit tout juste sur le retour sur terre, notre nid. Je m'empressai de me rendre présentable pour la femme de chambre, qui traça avec le lourd plateau sans relever la tête, après que son collègue nous ait apportés deux yaourts. J'eus du mal à m'en remettre en dégustant mon café tout juste tiède. A côté de ce que Nelly venait de me faire découvrir, tout était devenu fade et insipide en dehors d'elle. Assise sur le bord du lit en désordre, son thé à la main, les yeux encore explosés de ce qui venait de se passer, d'une voix étranglée par l'émotion encore vivace, elle lâcha enfin cette tirade : « Je ne pourrai plus jamais faire l'amour avec un mec de mon âge ! C'est de ta faute ! ». Je ne pus que lui répondre dans ma tête, comme si notre connexion était encore vive, qu'elle m'entendrait par la pensée, comme nous nous ressentions quelques instants auparavant : « Si seulement ce n'était qu'une question d'âge, mon amour, ce serait si simple... ». La fin du petit déjeuner fut silencieux, nos mains se permettant quelques timides égarements, nos peaux toujours hyper-sensibles et réceptives.

Je savais que l'inévitable était proche, qu'elle allait partir, vaquer à ses occupations et que dans l'heure, j'allais devoir m'acheminer vers la navette qui me conduirait à l'aéroport. Je ne pus m'empêcher de l'accompagner, marcher à ses côtés avec la frustration de ne pouvoir la toucher, l'envie qu'elle me prenne le bras comme la veille au soir. Je me chargeai de son gros sac pour éviter la tentation et m'occuper. Devant la librairie, elle continua et disparut dans cette courbe. Ma gorge se serra fort contre ma volonté. J'étais déjà en manque de Nelly, déjà, de nos envolées dans ce monde inconnu, ce monde qui n'appartenait qu'à nous. Nous ne le savions pas encore, mais ce fut notre dernière nuit.

Après une telle expérience, il me fallut prendre du recul et du temps pour tenter de comprendre ce que nous avions vécu et surtout, imaginer ensuite comment vivre sans, sachant que je n'avais qu'une seule certitude : en perdant Nelly à jamais, je perdais du même coup l'accès à ce Nirvana, dont la réalité nous avait dépassés tous les deux. J'allais jusqu'à consulter un psychiatre, qui me rassura sur ma propre folie et me mit en garde sur cette expérience et ses impacts, faisant le parallèle avec certains rituels initiatiques pratiqués en Amérique Latine, usant de préparations à base de plantes hallucinogènes. Cela me fut confirmé par une amie, professeur de kundalini yoga, qui avait passé avec succès cette initiation en forêt amazonienne et en était revenue au moins aussi bouleversée que moi, avec une recommandation du maître de cérémonie : au risque de finir par un suicide, elle devrait trouver quelqu'un avec qui partager cela. Effectivement, j'y ai pensé tout en réfutant immédiatement l'option, car j'avais des devoirs à honorer ici-bas. Les rapports de domination et d'initiation contribuèrent grandement à me maintenir en contact avec la terre ferme, une forme de réalité et de plaisirs partagés, de progrès mesurés ensemble, de jeu autour des limites, même si j'étais pleinement conscient que le Nirvana ne serait plus. Petit à petit, j'ai réappris à apprécier et à vivre « normalement », bien que, de plus en plus souvent, le qualificatif moqueur de « fou » me soit affublé gentiment. Et qui sait ? Un jour peut-être, serai-je amené à guider quelqu'un vers ce Nirvana.

Conclusion :

« Pourquoi les relations sexuelles jouent-elles un rôle tellement important dans la vie de chacun à travers le monde ? »

Questions et réponses - Krishnamurti

« 30. LA VIE SEXUELLE

Question: Pourquoi les relations sexuelles jouent-elles un rôle tellement important dans la vie de chacun à travers le monde ?

Il y a une philosophie particulière, répandue surtout en Inde, le tantrisme, qui, en partie, encourage la sexualité. Il prétend qu'à travers elle, on peut atteindre le nirvana. Il incite à ces relations afin qu'on aille au-delà — ce qu'on ne fait jamais.

Pourquoi les relations sexuelles ont-elles pris tant d'importance dans notre vie ? Elles en ont toujours eu, et non seulement à notre époque. Pourquoi la question sexuelle s'est-elle aussi profondément incrustée chez l'homme ? — en dehors du fait de la naissance des enfants — je ne parle pas de cela. Pourquoi ? C'est probablement le plus grand plaisir que puisse prendre un être humain. Le fait d'exiger ce plaisir crée toutes sortes de complications; on a écrit des volumes d'explications sur ces complications psychologiques. Mais les auteurs de ces ouvrages n'ont jamais posé la question de savoir pourquoi les êtres humains ont donné une aussi extrême importance à cette chose dans leurs existences.

Notre vie est tourmentée, c'est une lutte constante sans rien d'original, rien de créateur — j'emploie ce mot « créateur » avec grande prudence. Le peintre, l'architecte, le sculpteur sur bois peuvent dire qu'ils sont créateurs. On dit que la femme qui prépare du pain dans la cuisine est créatrice. On dit aussi que la sexualité est créatrice. Qu'est-ce donc qu'être créateur ? Les peintres, les musiciens et les chanteurs indiens pleins de dévotion appellent leurs actes « créateurs ». Le sont-ils ? Vous avez admis Picasso comme un grand peintre, un grand créateur, qu'il mette un nez sur trois visages ou quoi qu'il fasse. Je ne récuse pas son œuvre et ne tente pas de l'amoindrir, je ne fais que souligner. C'est cela qu'on appelle :« création ». Mais est-ce bien suscité par le pouvoir créateur ? Ou bien est-ce quelque chose de totalement différent ? On voit l'expression du pouvoir créateur dans une peinture, un poème, un ouvrage en prose, une statue, un morceau de musique. Ce pouvoir s'exprime selon le talent de chacun, ses capacités, grandes ou petites ; cela peut être Bach ou du rock moderne — excusez-moi de les rapprocher, ils sont tout à fait incomparables. Nous autres, êtres humains avons admis que tout cela est créateur parce que cela rend célèbre, riche ou bien placé dans la société. Mais je demande : est-ce vraiment du pouvoir créateur ? Peut-il y avoir création, au sens le plus profond du terme, tant qu'il y a égoïsme, recherche du succès, de l'argent, désir d'être reconnu — tant qu'on fournit le marché ? Ne donnez pas votre accord, s'il vous plaît, je ne fais qu'indiquer. Je ne dis pas que je sais ce qu'est la créativité et que vous ne savez pas. Ce n'est pas ce que je dis. Je dis que nous ne mettons jamais ces choses en question. Je dis qu'il y a un état où la création existe sans une ombre du moi. C'est cela, la vraie création; elle n'a pas besoin d'expression, pas besoin d'accomplissement de soi, c'est la création. Peut-être considère-t-on que les relations sexuelles sont créatrices et peut-être ont-elles pris de l'importance parce que tout ce qui nous entoure est circonscrit : notre travail, le bureau, la fréquentation de l'église, le fait de suivre quelque philosophe, quelque gourou. Tout cela nous a privés de liberté et, de plus, nous ne nous sommes pas libérés de notre propre savoir ; il nous accompagne toujours — c'est le passé.

Ainsi, nous sommes privés de liberté extérieurement et intérieurement. Génération après génération, on nous a dit ce que nous devons faire. On réagit à cela par :« je ferai ce que je veux », ce qui est également limité, se fondant sur le plaisir, le désir, la capacité. Ainsi, là où il n'y a pas de liberté extérieure ou intérieure, surtout intérieure, il ne nous reste plus qu'une chose, ce qu'on appelle la vie sexuelle. Pourquoi lui donnons-lui de l'importance ? En donnez-vous autant au fait de vous libérer de la peur ? Non. Consacrez-vous autant d'énergie, de vitalité et de pensée à mettre un terme à l'affliction ? Non. Pourquoi cela ? Pourquoi les consacrer seulement à la sexualité ? Parce que c'est ce qu'on a à portée de la main; les autres choses exigent toute votre énergie, et vous ne pouvez en disposer que si vous êtes libres. Donc, naturellement, les êtres humains dans le monde entier ont donné une énorme importance aux questions sexuelles dans la vie. Lorsque vous donnez une importance énorme à ce qui n'est qu'une partie de la vie, vous vous détruisez. La vie forme un tout, non une partie. Si vous donnez de l'importance à l'ensemble, alors la sexualité en prend plus ou moins. Les moines et tous ceux qui ont rejeté la vie sexuelle ont tourné leur énergie vers Dieu, mais la chose bout intérieurement et on ne peut chasser la nature. Si, toutefois, on lui donne plus d'importance qu'à tout le reste, alors on est corrompu. »

Dans une relation initiatique, dépourvue de sentiment amoureux et d'espoir à long terme, du fait de la société et de ses conformismes, des cercles familiaux, des distances, la fin fait partie des préceptes qui sont présents dès le début. Ainsi, elle est un aboutissement et il convient d'en reconnaître les signes. Le plus évident est l'ennui, bien plus que la durée. Il n'a rien de péjoratif. Il indique simplement que l'enseignement est terminé, que toutes les leçons sont intégrées et que le point ultime est atteint. A ce moment-là, il est du ressort du dominant de prendre son courage à deux mains, afin de renoncer au confort et à la facilité d'une routine qui s'installent. L'initiée est prête pour son envol et sa propre recherche.

D'un autre point de vue, car rien n'est figé, en particulier si les sentiments sont venus s'en mêler, il serait dommage de gâcher et de perdre de tels acquis, surtout après tout un parcours à deux. Dans ce cas, il conviendra aux deux partenaires de nourrir la relation, y compris sentimentale, afin d'en écarter routine et ennui, de la renouveler chaque jour en continuant de progresser. Dans ce cas, qui sait, le fameux Nirvana leur sera peut-être accessible et qui plus est, durablement.

Du même auteur

La Bonne Education : un volet tous les quinze jours

Thriller érotique par épisodes bi-mensuels : Un jour, je te mangerai

- ☐ Episode 12 : Amanda
- ☐ Episode 13 : Quatre en cuisine
- ☐ Episode 14 : Mise au point
- ☐ Episode 15 : La table basse
- ☐ Episode 16 : La Crime
- ☐ Episode 17 : Le chantage
- ☐ Episode 18 : Anaïs
- ☐ Episode 19 : Shibari
- ☐ Episode 20 : Disparition
- ☐ Episode 21 : La cave

La saison 1, constituée des dix premiers épisodes de « Un jour, je te mangerai » est disponible : http://www.amazon.fr/dp/B00MT38MLU

La saison 2, constituée des dix épisodes suivants de « Un jour, je te mangerai » est disponible : http://www.amazon.fr/dp/B00V0VLK0M

Recueil hors-série n°1 de neuf nouvelles : Hors-série n°1

- ☐ La lecture
- ☐ Churros
- ☐ Napoléon
- ☐ Space Oddity
- ☐ Les Deux Tours
- ☐ Le Défi
- ☐ Le Vieux Moulin
- ☐ Le Spaghetti
- ☐ TGV 6911

La série de nouvelles « Chambres » : Chambres

- ☐ Chambre 31 - Première fois

- [ ] <u>Chambres 21 et 25</u>
- [ ] <u>Chambre 24 – Saint-Valentin</u>
- [ ] <u>Chambre 502 – L'Etudiante</u>
- [ ] <u>Chambre 502 - Le Bain</u>
- [ ] <u>Cité U</u>
- [ ] <u>Lâche-toi – L'arrivée</u>
- [ ] <u>Lâche-toi - Nuit Etoilée</u>
- [ ] <u>La Passe</u>

Romans du même auteur :

- [ ] <u>Résurrections</u>
- [ ] <u>Le Performance</u>
- [ ] <u>Le Réceptionniste</u>
- [ ] <u>My Funny Valentine</u>

Nouvelles et extraits du même auteur :

- [ ] <u>Le point Jean</u>
- [ ] <u>L'épitaphe</u>
- [ ] <u>Vol AF0666</u>
- [ ] <u>La couverture</u>
- [ ] <u>La lecture</u>
- [ ] <u>Napoléon</u>
- [ ] <u>Space Oddity</u>
- [ ] <u>Les Deux Tours</u>
- [ ] <u>Chambres avec vue</u>
- [ ] <u>Le Coeur</u>
- [ ] <u>Nathalie</u>
- [ ] <u>L'évaluation</u>
- [ ] <u>L'aide-soignante</u>
- [ ] <u>Churros</u>

www.ingramcontent.com/pod-product-compliance
Lightning Source LLC
Chambersburg PA
CBHW071033290526
45795CB00004B/1195